儿童抽动症
诱因排查手册
（家庭版）

识别诱发因素，远离抽动症状

〔美〕希拉·罗杰斯·德马雷 ——— 著

丁 洁 ——— 译

U0239856

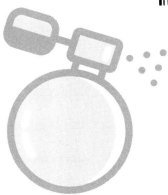

北京科学技术出版社

©Sheila Rogers DeMare.

Tourette Syndrome: Stop Your Tics by Learning What Triggers Them

Simplified Chinese edition arranged through Inbooker Cultural Development
(Beijing)Co., Ltd.

Simplified Chinese translation rights © by Beijing Science and Technology
Publishing Co., Ltd.

All Rights Reserved.

著作权合同登记号　图字：01-2023-6197

图书在版编目（CIP）数据

儿童抽动症诱因排查手册：家庭版 /（美）希拉·
罗杰斯·德马雷著；丁洁译. —北京 ：北京科学技术
出版社，2024.5（2024.12重印）

书名原文: Tourette Syndrome：Stop Your Tics by
Learning What Triggers Them

ISBN 978-7-5714-3441-0

Ⅰ. ①儿… Ⅱ. ①希… ②丁… Ⅲ. ① 小儿疾病 – 神
经系统疾病 Ⅳ. ① R748

中国国家版本馆 CIP 数据核字（2023）第 244083 号

策划编辑：李　菲
责任编辑：李　菲
责任校对：贾　荣
责任印制：吕　越
出 版 人：曾庆宇
出版发行：北京科学技术出版社
社　　　址：北京西直门南大街 16 号
邮政编码：100035
电　　　话：0086-10-66135495（总编室）　　0086-10-66113227（发行部）
网　　　址：www.bkydw.cn
印　　　刷：保定市中画美凯印刷有限公司
开　　　本：710 mm × 1000 mm　1/16
字　　　数：200 千字
印　　　张：12.5
版　　　次：2024 年 5 月第 1 版
印　　　次：2024 年 12 月第 2 次印刷
ISBN 978-7-5714-3441-0

定　价：79.00 元

献给主动对抽动诱因展开探索，

并共享信息帮助他人的每一个人。

致　谢

感谢拉里·泰奇（Larry Teich）为本书提供的宝贵灵感以及其他帮助，特别感谢约瑟夫·罗杰斯（Joseph Rogers）医生、菲利克斯·罗杰斯（Felix Rogers）医生和鲍勃·摩尔（Bob Moore）医生的专业建议。

感谢简·芬尼尔（Jan Fenner）为本书深究细节，赫莱茵·萨顿（Helaine Sutton）协助本书定稿。斯蒂芬·波利亚查克（Steven Polyanchek）用精致的插图把综合神经治疗协会的使命直观地表现出来，组成本书不可或缺的部分。我还要感谢我的女儿莫娜和罗斯，我经常向她们征求意见，感谢她们一直以来的反馈和支持，也感谢桑迪·格拉斯曼（Sandy Glassman）和塔娜·麦克莱恩（Tana McLane）对设计提出的建议。

我还要向我的姐姐丽萨·罗杰斯医生（Dr. Lisa Rogers）表示感谢。她是一名神经肿瘤医生，从我投身这一领域开始，她始终如一地鼓励我，为我提供最周到的咨询和建议。

我特别要衷心感谢克里斯托弗·格雷森（Christopher Grayson）。他对我的写作提出建议，使得这本书从始至终保持主旨一贯。这项工作并不容易。

我还要对我的丈夫弗兰克说：我很抱歉在这本书上花了这么长的时间，尽管你取笑我老是念叨"快写完了"；但你的支持给了我很大的帮助。

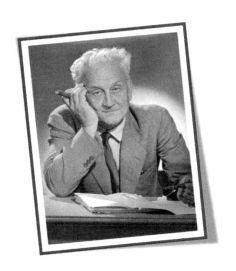

"发现在于见世人之所见，思世人之未思。"

阿尔伯特·森特·哲尔吉（Albert Szent-Györgyi）

1937 年诺贝尔生理学或医学奖得主

目 录

第二章　经验分享

第三章　分析探讨

第四章　期待

第五章　行动

第六章　附录

自　序

最近有专业文献将妥瑞氏综合征这一重度抽动障碍描述为一项"地球上最难解的医学之谜"。还有文章称"仍然完全不清楚非正常抽动发生的原因"[1]。

对抽动症的宣传和研究持续了40多年，这样的结论却发人深省。

另一则对现状的评价来自2015年第一届世界抽动症与妥瑞氏综合征大会（World Congress on Tics and Tourette's）。大会文件总结道："治疗妥瑞氏综合征具有挑战性。尽管过去十年对该疾病的临床与科学研究不断加深，但妥瑞氏综合征的治疗情况仍然相当令人失望。"[2]

既然专家认为妥瑞氏综合征病因不明，目前的治疗效果也不理想，致力于妥瑞氏综合征领域研究的团队理应想尽办法，积极探索新的解决方法。但公众却没有看到这一领域的显著进展。

前文中的世界大会报告称妥瑞氏综合征的遗传风险约占60%，但"其他非遗传（环境）因素对这种疾病的发展也非常重要"。这并非新发现，但这一声明清晰地表明了医学界需要在遗传之外找答案。

迄今为止，绝大多数对普通抽动障碍的研究，特别是对妥瑞氏综合征的研究都把重点放在了遗传上，也未能发现合适的药物治疗方法；而与此同时，患者、家属、医生在几十年来都曾经报告过，他们注意到并记录下了抽动症与过敏、饮食、环境等诱因之间有联系。

诱因能够引发或加重症状，对许多疾病起着关键作用，本书认为诱因在抽动障碍中也有同样的作用。让人激动的是，无论运用标准疗法还是综合疗法，识别和避免抽动诱因都有可能改善症状。

所以，是时候让大众充分了解学界当前对抽动诱因的研究进展，并在世界范围内开展研究。

如果你或你关心的人正受到抽动障碍的困扰，我希望本书能鼓励你们走出标准疗法之外，探索引发或加重抽动症状的诱因。虽然答案并不容易找到，也没有任何一个疗法适用于所有人，但一旦识别并避开了诱因，可喜的变化将马上到来。

在美国成立的非营利组织综合神经治疗协会（Association for Comprehensive NeuroTherapy，ACN）是关注抽动症和妥瑞氏综合征诱因问题的权威团体。作为ACN协会的创始人和会长，我诚挚邀请所有志同道合之人为这一重要领域贡献力量。

美国综合神经治疗协会会长

希拉·罗杰斯·德马雷

前　言

认识诱因的重要性

想象一下，一位父亲惊慌失措地把正哮喘发作、有生命危险的女儿送往急救室的情景。如果这位父亲在多年以后了解到，暴露于食品防腐剂亚硫酸盐、猫毛屑或者家中的壁炉烟可能诱发哮喘，他会是什么感受？他肯定会想，要是能够早一点意识到并发现诱发孩子哮喘的潜在因素，能避免女儿的多少次伤痛和危险啊。

或者想象一位母亲，她的儿子多年来一直忍受偏头痛的折磨。有一天母亲发现她最爱给孩子吃的某些食物诱发了儿子的偏头痛，可想而知她会多么难过。母亲的挫败感不难想象："为什么没人告诉我有可能是食物的原因？"

幸运的是，这种可能发生在二十年前的场景如今不会重现。现在，治疗哮喘和偏头痛的标准医疗方案包括讨论环境、饮食及过敏相关的诱因。只要稍一搜索，主流医疗网站就会弹出各种列表，详细列举哮喘和偏头痛的潜在诱因。相比之下，抽动诱因的信息却要少得多。

再想象另一个场景，你是一个小男孩的家长，儿子出现了严重的妥瑞氏综合征症状——一种伴有语言性和运动性（动作）抽动的抽动障碍。儿子对自己持续的抽搐、抽动和无法控制的发声感到焦躁而苦恼。他反复求你帮他赶走抽动。只要能让抽动症消失，让儿子恢复平静和自信，什么事你都愿意做，但你不知道可以做些什么。事实上，医生会告诉你，你能做的事很少！

某一天你偶然发现亲手摆上桌的早餐会加重儿子一天当中的抽动。你还发现，某些个人用品会诱发症状，儿子在足球训练中喝的橙色佳得乐（Gatorade）饮料会导致抽动症发作，暴露于常见过敏原会加剧抽动。而这仅仅只是个开始。

这就是我们家的经历。你问我亲眼看见这一切是什么感受？我很难过，我本该清楚这些会引起抽动。然而我也很感激，这给了我机会帮助孩子找出诱因，并尽可能地消除这些诱因。不久之后，在一位使用综合疗法的过敏症专科医生的帮助下，孩子的症状得到了控制。这位医生不仅关注儿子的过敏治疗和营养均衡，还关注许多可能引起神经系统的过敏、环境、饮食诱因。在第一章第 3 节中，我会分享我们家的故事。

第一章 概念及其缘由

- 抽动症及其诱因：基本观念

- 抽动诱因的重要性

- 发现诱因这份礼物：我的故事

- 过敏、饮食和环境对抽动症的影响

第 **1** 节

抽动症及其诱因：基本观念

抽动障碍的类别

抽动障碍是指重复的无意识运动性抽动或发声性抽动，通常突然而迅速。运动性抽动也被称为"运动抽动"，它和发声性抽动的性质相比可能很简单，也可能比较复杂，严重程度从轻度到重度不等。具体例子可见下文。

抽动症的部分表现形式有以下四种。

1.**简单运动性抽动**。颈部抽动、眨眼、鼻子抽动、耸肩、咬唇、肌肉绷紧、下颌抽动、舌头前顶、翻白眼等。

2.**复杂运动性抽动**。扭动或跳跃、小步跳、单脚跳、模仿别人的动作、咬衣服、绕头发、做猥亵的手势、闻或摸东西。自伤行为，如触碰滚烫或尖锐的物品、自己打自己等。

3.**简单发声性抽动**。轻咳或清嗓子、反复哼哼、咕哝、大叫、尖叫、学狗叫、发出咝咝声、用鼻子哼哼、持续尖叫、打响舌、喘气等。

4. 复杂发声性抽动。喊出词语、重复自己的话（语句重复，palilalia）或他人的话（模仿言语，echolalia）、使用淫秽词语（秽语，coprolalia）、自言自语等。

发声性抽动可能出现在会话当中，打断正在进行的聊天；也可能像口吃或结巴一样，出现在一句话的开头。

人们经常有抽动的感觉冲动，许多人报告说他们能够暂时压制住某些抽动。抽动完之后，通常会有一种释放感。抽动可能轻微到难以察觉，也有可能强烈到引发身体疼痛或让身体受损，影响到日常生活；它也可能导致情绪低落。尤其在社交场合，有些抽动会让人尴尬和难以接受。

抽动症的种类

最新版的美国《精神障碍诊断与统计手册（第五版）》（DSM-5）（Diagnostic and Statistical Manual of Mental Disorders, DSM-5）定义了三种主要的抽动症：暂时性抽动障碍、持久的（慢性）运动性或发声性抽动障碍、妥瑞氏综合征[3]。

医生和心理学家使用这种分类是为了给抽动症状提供诊断标签，但没有任何实验室检测或影像学检查能够识别或区分抽动症。虽然每种抽动症都有各自的特点，但症状有很大的相似性。

每种抽动症的具体判断标准如下：

1. 暂时性抽动障碍：单一或多重运动性和（或）发声性抽动。出现抽动时间不超过一年。

2. 持久的（慢性）运动性或发声性抽动障碍：出现单一或多重运动性和发声性抽动，运动性抽动与发声性抽动不同时出现。抽动持续一年以上。

3. 妥瑞氏综合征：多重动作性抽动与单一或多重发声性抽动在某些时期出现，但不一定总是同时出现，而且抽动已持续一年以上。

此外，以上三种种类的诊断条件还必须包括：

- 抽动于 18 岁之前初发，抽动频率可能起伏不定。
- 抽动不由服用药物引起，也不由亨廷顿病（Huntington disease）、病毒性脑炎后遗症等疾病引发。

本书仅针对妥瑞氏综合征的研究将特别进行说明，"抽动障碍"或"抽动症"则作为一般术语使用，包含上述三种症状。多种疾病都可能引起抽动，如甲状腺疾病、不宁腿综合征、细菌或病毒感染、莱姆病（Lyme disease）、肌张力障碍（不受控制的肌肉收缩）、癫痫等。建议向神经科医生或其他专业医生咨询，以明确对抽动症状的诊断。如果严重抽动突然发作，关键是要仔细辨别背后的原因。可能的原因包括对药物的不良反应，暴露于有毒物质，或是感染（如链球菌感染）等。

抽动症的人数正在增加

研究人员常常在文章中表示，抽动症和妥瑞氏综合征的患病率"比之前预期的要高"。这种说法太过轻描淡写，抽动症患者的数量正在急剧攀升。

几十年来，包括妥瑞氏综合征在内的抽动症患者人数一直增长迅速。2016 年，凯文·布莱克医生（Dr. Kevin Black）就短暂（也称为暂时）抽动发布报告："患病率在很大程度上取决于年龄。5~10 岁的患者发病率最高，约为 20%。

虽然计算方法不一，但据报道，每 100 名儿童中就有 1 名患有妥瑞氏综合征。[5] 这一比率在特殊教育班中达到最高。非西班牙裔白人被诊断患妥瑞氏综合征的概率是黑人或西班牙裔白人的两倍。男性患上妥瑞氏综合征的人数大约是女性的 3 倍。[6]

曾经很罕见的妥瑞氏综合征现在却成了常见病，出现短暂抽动的现象非常普遍。

抽动在大多数情况下是轻微的，症状不会干扰到人们的日常生活，也无须寻求医疗帮助。

根据报告，半数患有抽动症的儿童 18 岁以后不再出现抽动症状，其他一些儿童的症状也会减轻。但患者对于症状的报告可能具有主观性，E. J. 帕珀特医生认为，许多报告自己不再抽动的成年人实际上仍有抽动。帕珀特在研究中比较了妥瑞氏综合征患者成年之后与小时候的录像，结果发现，虽然抽动的严重程度随着成年有所降低，但约有 50% 自认为已不再抽动的患者实际上仍有抽动症状。[7]

抽动症的传统疗法

遗憾的是，目前虽然已经捕捉到一些罕见的基因突变，但要确定引发妥瑞氏综合征的基因突变依然相当困难。对这一领域的研究正在加深，研究合作也在全球范围内展开。神经影像学检测到一些妥瑞氏综合征患者的大脑结构或代谢发生了变化，但这些发现尚未推动形成减少抽动症状的针对性治疗方案。

由于不明确抽动的原因，医生很难判断哪种药物最适合某位具体的患者。确定最有效、不良反应最小的药物往往需要反复试验，不同患者对药物的反应也可能大相径庭。考虑到这一点，为了尽量减少不良反应，医生通常从低剂量开始给药，再逐步增加剂量。

给抽动症开药还有一个问题让人头疼，80%~90% 的妥瑞氏综合征患者同时还患有一种或多种其他疾病，如多动症、强迫症、焦虑症、睡眠障碍、抑郁症等。[8]

人们为了发现更有效的治疗方法不断做出尝试，有时是超药品说明书用药（off-label）。超药品说明书用药指美国食品药品监督管理局（FDA）批准的药品说明书记载范围之外的用药。经常被用来治疗明显抽动症状的药品，包括常用或非常用的抗精神病药物、抗癫痫药物、治疗高血压的药物，以及保妥适（botox）注射剂。

一些患者因为担心药品副作用大或疗效不佳，就自行停用处方药，或者从一开始便拒绝服药。尽管这些情况确实存在，但药物治疗往往能在一定程度上缓解抽动障碍。[9]

药物治疗无效，并有致残性抽动症状的严重患者可以选择通过手术将电极植入大脑，进行深层脑刺激。这种侵入性手术明显有风险。张医生（Dr. J. Zhang）在其2014年的研究中回顾了这种治疗的结果。结果表明，经过2~3年的深层脑刺激治疗，患者的妥瑞氏综合征生活质量量表（Gilles de la Tourette Syndrome-Quality of Life Scale）得分提高了约50%。[10]

抽动症的综合疗法

由于目前缺乏安全有效的抽动症疗法，非药物疗法越来越受到关注，行为疗法便是其中之一。抽动症综合行为干预疗法（comprehensive behavioral intervention for tics，CBIT）通过训练患者意识到抽动，在有抽动冲动时做出对抗行为，并让患者通过改变日常生活习惯避开导致抽动的因素。这种疗法已被证实可以减少抽动症状。

CBIT疗法越来越受欢迎，但它并不能帮所有人减少抽动，任何单一疗法都做不到这一点。CBIT疗法需要患者一直保持清醒，付出努力，训练周期通常在 10 次以上。一般而言，10 岁以下的儿童意识不到自己的抽动冲动，不是 CBIT 疗法的理想人选。提供这种疗法的机构数量有望增加。[11] 其他疗法，如习惯逆转疗法（habit reversal therapy）等也被用来缓解或转变抽动症状。

患者和家属都在积极寻求抽动症的缓解方法，采取的其他综合疗法包括：应对可能生理失衡的生物医学干预、营养疗法、排毒、过敏与免疫调节、针灸、口腔矫治器、饮食管理、抽动诱因识别与避免、神经反馈或生物反馈。我们此前出版的《儿童抽动症自然康复指南（家庭版）》（北京科学技术出版社，2024 年）（*Natural Treatments for Tics & Tourette's：A Patient and Family Guide*）[12] 一书对每一种疗法都进行了讨论。希望在不久的将来会有更深入的研究。

什么是抽动诱因？

诱因即所有引发症状或使症状恶化的因素。请注意这种影响因素很少是疾病产生的根本原因。举个例子，频闪灯是公认的引发光敏性癫痫（photosensitive epilepsy）的诱因。虽然频闪灯不是光敏性癫痫的根本原因，但易感人群暴露于频闪灯之下可能会癫痫发作。此类患者即使避开频闪灯，也并不意味着不再有癫痫发作。但避开这种诱因可以减少症状，提高生活质量。

虽然影响抽动症患者的因素往往相似，但每个人需要确定自己的诱因。困扰一个人的因素可能不会影响另一个人。有的人对多种因素都高度敏感，有的人则只会受一两个因素困扰，还有的人可能察觉不到任何诱因。

寻找诱因绝对值得付出努力，解决诱因问题会改变生活方式，这通常会令症状好转。

本书讨论的日常诱因类型不同于通常观念里的环境"风险因素"。本书关注的是可能加重抽动的日常影响和日常暴露。而现有研究表明，妥瑞氏综合征的风险因素包括发生在分娩前和围生期的问题。这些问题包括母亲的压力或体重增加、抑郁、焦虑、吸烟、使用大麻或酒精、怀孕期间的感染、社会经济地位和低出生体重等。[13-15] 这都是患者无法控制的因素。

为什么大多数患者不了解抽动诱因？

除了抽动症群体经常报告的压力、疲劳、焦虑、兴奋等因素之外，许多人并不熟悉抽动诱因的概念。临床医生很少探讨饮食、环境、过敏等各种潜在诱因。事实上，家属们经常告诉我，当他们询问医生这些因素是否会影响抽动时，医生会劝他们不要探究这些问题，甚至明确说这样做"浪费时间"。如果患者或患儿家长报告他们已经注意到抽动症状与饮食、过敏原和（或）化学品暴露之间存在联系，医生通常会告诉他们这是一个巧合，两者之间肯定没有联系。

这其实也可以理解，医生获得信息的渠道是医学文献和主流的相关组织，目前这两个渠道都不讨论抽动诱因。此外，也有研究表现出对饮食抽动诱因怀有偏见（第 18~20 页）。

我必须强调，并不是所有执业医生都反对诱因这个概念，毕竟他们自己也发现很多疾病都有诱因（第 15 页）。大多数医生只是不清楚潜在抽动诱因的范围有多广。

为什么妥瑞氏综合征和抽动的诱因会一直遭到忽视呢？这很难说清楚，但其中一个原因就是长期的关注重点、也几乎是唯一的关注重点被放在这类疾病的遗传性上面。对妥瑞氏综合征患者的标准医嘱是：这是"遗传病，无法治愈"。患者通常会被告知要做好准备，抽动症状会自己出现又消失。这一模式号称是患者的必经之路，描述时最常用到的一个词就是"时好时坏"。

抽动症的恶化和好转被说成像谜一样地时好时坏，但会不会是某个本可以避免的诱因——如患者饮食或环境中的某种事物、某种感觉、某种过敏反应导致了抽动症的恶化？如果真是如此，认识这些潜在影响因素便非常有帮助，因为人们会去注意、避免或消除这些因素。通过观察自己，或者求助于了解这一疗法的专业医护人员，你可以学到很多有关个人抽动诱因的知识。

底线

全世界各个年龄段有数百万人正在经历抽动障碍。无论是影响到生活质量的严重抽动，还是难以察觉的轻微抽动，都会给患者带来痛苦。抽动症应该得到治疗，不能因为它如今非常常见，就将其视为正常或无关紧要。

为什么发生抽动的人数在近几十年攀升？目前的研究还无法很好地回答这一问题。通过本书，我提出只有对抽动诱因进行彻底研究，才能全面解释为什么有这么多人患上抽动症。

正如这本书反复提到的，抽动诱因因人而异。让一个人烦恼的诱因可能对另一个人没有影响，也不是所有人都能识别出自己的抽动诱因。但如果人们能够识别诱因，便获得了改善症状的机会。

第 2 节

抽动诱因的重要性

与环境、饮食、过敏相关的诱因可能改变某些疾病的症状，这一点已成为共识。根据患者或者患儿家庭成员的反馈，我们列出了可能的诱因。一般而言，自我报告是研究诱因的基础。

部分公认的具有症状诱因的疾病

多动症和注意力缺陷障碍	纤维肌痛
过敏反应	胃食管反流病（GERD）
焦虑症	花粉症
关节炎 / 痛风	头痛
哮喘	荨麻疹
心房颤动	肠易激综合征
	（irritable bowel syndrome）
儿童孤独症	狼疮

结肠炎	偏头痛
慢性阻塞性肺病	熊猫病 / 小儿急性发作性神经精神综合征
（COPD）	（PANDAS/PANS）
克罗恩病	帕金森病
抑郁症	银屑病
皮炎	玫瑰痤疮
癫痫	三叉神经痛
特发性震颤	溃疡性结肠炎

医生经常告诉患有抽动症的患者，症状会不明原因地出现和消失。人们听了可能丧失信心，甚至会感到恐惧，因此很少想到去寻找症状背后的因果关系。

列出抽动诱因的一个重要意义，就是让人们看到一种可能，即他们实际上能够对自己的症状有一定程度的控制。这些列表也让公众更加了解过敏、饮食及周围环境对于诱发或加剧抽动症的潜在作用。除此之外，诱因列表上的条目也对具体因素做了举例说明，供人们参考与监测。

识别和避免诱因是抽动症综合疗法有效且可行的组成部分。本书第7节介绍了 ACN 协会针对抽动诱因自我报告的调查结果，有近 2000 人完成了该项调查。调查结果已经更新，收录了从世界各地发来的报告，还收录了妥瑞氏综合征大会参会人员分享的诱因。

物品或暴露可能诱发或加重某种特定疾病的症状，这就是抽动诱因。没有列表适用于所有人，而列表上列出的诱因也会越来越多。换句话说，有人会发现他们对诱因列表以外的因素也会产生反应。

公布抽动诱因遭遇的反对声音

有些普及妥瑞氏综合征知识的人对我说，不应该向公众提供有关诱因的信息，因为这些信息也许会燃起人们的希望，但这些信息并"没有得到研究支持"。我认为，目前对抽动诱因的研究还很薄弱。在这种情况下，声称没有得到研究支持可能会误导公众，这似乎在暗示研究并不承认诱因这一概念。事实上，诱因列表大多数都是通过报告和调查得到的个人反馈，而不是基于对具体诱因的正式研究。所以，并不一定非要进行了相关研究才能共享与诱因有关的信息。

至于"燃起人们的希望"这一说法，如果医学领域里只有零失败的疗法才能得到认可，那便没有治疗方法可以提供了。是不是仅仅因为癌症疗法、减肥方法、心脏手术不是对所有人都有效，就拒绝披露这些干预措施的相关信息呢？

ACN（Latitudes.org）并没有假定每一名抽动症患者都有同样的抽动诱因，甚至也不认为所有患者的诱因都是可以识别的。ACN 强调的是这些诱因确实存在，而人们有权知道这一点。

在主流意识里，我们听到的最不负责的评论这样说："就算抽动与饮食或环境之间确实存在联系，也只有一小部分人体验过。"这点也站不住脚，因为这一问题从未被研究过。这种说法只是为了贬低这一问题的重要性。

相关组织没有遵循常理

针对某个特定诱因展开研究，这一做法还是有价值的。但是，并不一定非要等进行了研究之后，才能向抽动症患者群体发出预警。

例如，ACN 协会收到了接触杀虫剂后抽动增加的报告。为了研究不同年龄段的抽动症患者如何反应，或者为了研究抽动恶化的持续时间，故意让人们接触已知对神经系统有毒的制剂显然是有悖伦理的；相反，应该让妥瑞氏综合征和抽动症患者避免接触扰乱神经系统的产品，这才是常理。根据无意中接触到杀虫剂并由此出现抽动的患者所发来的报告，这一点已得到印证。

这并不意味着不应该大力调查杀虫剂和除草剂作为潜在原因对抽动症的总体影响。帕金森病领域已经对杀虫剂和除草剂进行过彻底研究，这方面的工作是需要的。现在，我们也需要让正在与抽动症抗争的人认识到，这些有害产品可能使神经系统紧张或病情恶化，儿童尤其容易受到它们的影响。

至于其他种类的诱因，许多人都报告过症状加剧是因为吃下了某种食物、暴露于过敏原、接触了化学品，如清洁泳池或其他物品时所使用的清洁剂。不向大众公布这些发现就没有道理了。毕竟人们可以自己决定是否愿意去探索潜在的抽动诱因，但首先他们得清楚，诱因是存在的。

综合神经治疗协会完成的调查，是迄今唯一一项针对妥瑞氏综合征和其他抽动诱因的大规模研究。ACN 协会 欢迎公众对饮食、过敏和环境诱因的相关研究进行反馈。在过去 15 年间，美国抽动症协会（Tourette Association of America）对抽动症的非药物疗法展开过两次调查，调查问题包括饮食因素、营养补充、过敏等，但调查结果从未对公众公开。

对饮食抽动诱因研究抱有明显偏见

研究者在研究过程中对饮食抽动诱因表现出的成见尤其令人担忧。唯一一项针对妥瑞氏综合征与饮食的大型公开研究来自德国，题为"不同食物和饮料对妥瑞氏综合征中抽动的影响"。在 224 位受访者中，有近半数（47%）的人报告可乐会使自己或孩子的抽动症恶化，而 34% 的人表示咖啡也会；此外，红茶也是诱因之一。同时，有相当比例的人回答防腐剂、精制白糖和甜味剂会导致抽动恶化。

值得注意的是，上述研究报告的受访者收到的选项不包括人工色素与香精。但文章作者也承认，人工色素已被其他研究证实可诱发多动和行为变化。

该研究的结论称，只有咖啡因影响抽动。 事实上，遭到投诉最多的可乐通常比咖啡的咖啡因含量要少。可乐还含有糖、玉米糖浆、人工甜味剂、合成色素、防腐剂和 / 或添加调味剂，这些因素全被忽略了。其他研究发现，防腐剂、白糖和人工甜味剂会增加抽动。对此，文章作者也未予以考虑。文章作者表明无法厘清这些食物影响抽动的方式，所以未将这类因素纳入研究结论。

摒弃这些调查结果的内在逻辑是："人们普遍知道防腐剂和白糖过量不健康，因此食用这些食物会让人产生负罪感和压力，这反过来又可能使抽动恶化。"此外，该文提出这些食物也被认为对多动症症状有影响，受访者可能已经"泛化了这些食物的负面影响"。最后，文章作者无法解释为什么有相当数量的人感到无糖饮食有好处，因此这些反馈也被视作与抽动症症状无关。

文章作者似乎更愿意对受访者的思维过程进行心理分析，而不是承认研究结果不支持他们的研究假设，即食物不影响妥瑞氏综合征患者的抽动。

这种有倾向性的研究结果显得有些牵强，让人难以信服。为什么不把所有的问卷回答都纳入调查范围？新的研究结果可能带来新的发现，这正是这一领域所急需的；而且如果文章作者不相信抽动症人群对自己的观察，究竟又为什么要对饮食展开调查？该研究报告的结论强调只有咖啡因应被视为加重抽动的因素，甚至没有呼吁进行进一步的研究。

具有讽刺意味的是，文章作者评论说"值得注意"的是，并没有多少人通过饮食治疗抽动症。然而这篇学术报告又恰恰说明了为什么大多数人不考虑调整他们的饮食！这篇报告宣扬了一个错误观念，即食物和饮料对抽动症不起作用。它误导和打击了患者和家属，也妨碍了未来的研究。

其实，该报告结论应该包含以下论述：

除咖啡因以外，由于文章作者不了解的原因，可乐中的不明成分，以及防腐剂、白糖、人工甜味剂可能会加剧部分患者的抽动。有必要就食物和饮料对妥瑞氏综合征中抽动的影响进行进一步研究。

文献来源：

Müller-Vahl, Kirsten R., Nadine Buddensiek, Menedimos Geomelas, and Hinderk M. Emrich. The Influence of Different Food and Drink on Tics in Tourette Syndrome. Acta Paediatrica 97, 4 (2008)：442–446.

偏头痛诱因研究带来的启示

根据 ACN 的报告，香水是抽动症可能的过敏性诱因。下文是我最喜欢的诱因报告之一。

我们妥瑞氏综合征患者当中有很多人爱开"谐音梗"的玩笑。我的脑袋永不放过任何一个说俏皮话的机会。我在你们协会的出版物中读到，香水和有味道的物品可能会诱发抽动症，我马上就想起来强烈的香水味加重过我的症状。

我在加拿大邮局工作。有天晚上，我需要分拣大量名为《化妆品》（*Cosmetics*）的杂志。看着封面上连续出现的这个标题，我的妥瑞氏综合征大脑开始从另外的角度打量它。在我看来，标题变成了"cos-me-tics"，读作"cause me tics"①。可不是吗，它们真的导致了我抽动！

这位先生靠自己发现了香水诱发抽动。当了解到我们的出版物也有同样的报道，他受到启发讲出了自己的故事。他分享出自己的观察，希望其他人也能了解这种抽动反应。这种举动让我们非常感激，也让我们扪心自问，为什么他不能靠阅读抽动症的参考资料，而是只能靠自己去发现这种关联？

香水是经过研究记录在案的偏头痛诱因。这一点应予以特别关注，因为在患有妥瑞氏综合征的儿童和青少年中，头痛和偏头痛的发病率增加了4倍（Ghosh，2012）。[17]鉴于这种联系，一些针对偏头痛和头痛的研究也与抽动症相关。

截至2017年6月，已有15篇研究报告将香水作为偏头痛的诱因。[18,19]但没有一篇报告研究香水与抽动症或妥瑞氏综合征的关系。有许多物品都可能对神经系统产生负面影响，导致或引发抽动，香水只是其中之一。

在下一节中，我将解释为什么25年来，我如此投入地致力于推动人们认识抽动诱因。

---

① "cos-me-tics"是对杂志名 *cosmetics* 拼写的分解。"cause me tics"音同 cosmetics，此处为双关，意为导致我抽动。——译者注

笔记：

第 3 节

发现诱因这份礼物：我的故事

起源：我儿子的症状

我儿子八岁那年，发声性和运动性抽动症状逐渐严重。在随后的一年中，我眼睁睁地看着他的症状从轻微不适，变成了他情绪、社交及身体上的巨大痛苦。儿子的抽动常常伴随着情绪的异常波动，为了帮助他平复，我们全家每次都要耗费大量的时间。

儿子最开始是翻白眼、眨眼，然后是持续耸肩，接着又出现了强烈的颈部扭动，之后是偶发的全身性抽动。他也有发声性抽动，并产生了一些自伤行为。在学校儿子会努力掩饰或控制抽动，在回家之后精神高度紧张。突然冒出来的强迫症让一切更加复杂，儿子的社交变得一团糟，自尊心跌到谷底。

要是母亲的眼泪能够治好他，我就不用写这本书了。当时我一个人带着三个孩子住在佛罗里达，工作是在一所学校做全职心理辅导。我急切地想要帮助儿子。

我们咨询了一位神经科医生，他在治疗抽动障碍方面颇有名气。医生在对儿子的妥瑞氏综合征进行诊断之后，告诉我们这种病是遗传性的，无法治愈。他建议使用药物治疗，但警告我们要留心药物的副作用。

他告诉我们，抽动症会自行出现又自行消失，在描述这一过程时，他用了"时好时坏"一词。他笑了笑（我相信这个笑容是为了安慰我们）补充道："从来没人死于妥瑞氏综合征。"

我们从医院回到家，觉得比去时更加沮丧无望。我儿子的症状被贴上了无法治愈的标签，我想知道要做些什么才能真正帮助到他。

绝望：症状的恶化

我想弄个明白：一个无忧无虑的孩子现在怎么会身体失控，生活受到这么大的影响？这种事为什么会发生？我只能被动接受吗？整件事都毫无道理。我开始寻找其他方法，这在 20 世纪 90 年代不是一件容易的事。网上的资料很少，于是我四处翻找书籍和文献。

关于药物治疗的信息最容易获得。在阅读了关于药物副作用的文章之后，我知道使用药物是下策。

与此同时，儿子的症状恶化了。有一天，我正好在家。儿子从前门进来，伴随着严重的运动性和发声性抽动，症状远比平时严重，他痛苦极了。儿子回了卧室，只想一个人待着。就在这时电话响了，是我姐姐打来的长途电话，她是一位神经科医生。听到她的声音，我顿时泪流满面。我不能忍受只能这样看着儿子遭受折磨。姐姐知道我们已经咨询了专科医生，她冷静地说："希拉，说不定有一天你能帮助其他患有妥瑞氏综合征的人。"没有比这看起来更不可能的事了。

这一学期结束后，暑假开始了。我们开车来到佛罗里达州西海岸的小公寓度假一周。我告诉儿子和他的两个姐姐，我们是去庆祝放假，他们应该尽情享受。每天我都让他们在社区泳池里玩很久，再去附近的便利店买零食。我还放宽了对三餐的限制，吃的"快乐"食物比平时多。

抽动症肯定会好转的，我想。儿子现在很放松，没有同辈压力，也没有学校作业。但让我始料不及的是，儿子的症状竟然恶化了，我陷入绝望与不解。

在开车回家的途中，我们在一家汽车旅馆住了一晚，那天的天气闷热潮湿。入住之后，我打电话叫维修服务，因为我们那间飘着霉味的房间里空调坏了。维修人员把通风口盖板从天花板上拆下来，变了色的黏液像滚珠似的一串接一串地淌下来，我们在旁边看着，被恶心坏了。维修人员面不改色地告诉我们一个显而易见的事实：通风口需要清洁。我们便离开房间让他清洁，之后又回去睡觉。

这天晚上，我看着儿子在床上伸了个懒腰，然后闭上了他的眼睛。他穿着夏天的短裤，露出被阳光晒了一个星期的皮肤，看上去是那么可爱。但很快我便慌乱起来：只见他又开始抽搐了，胳膊、腿和背部不断地小幅度抽动，这种全身性的抽搐还是第一次出现。我下意识地跪在地上，绝望地祈祷——祈祷当我带着儿子回到医生那里接受再也无法回避的药物治疗之后，我的孩子依然能够过上正常幸福的生活。

转折点：迈向新的方向

回到家后，我在联系神经科医生之前，幸运地先联系了另一位住在佛罗里达州的母亲金杰·维克姆（Ginger Wakem）。她创建了一个非正式的另类疗法网站，目的是分享有关于过敏和抽动的关联。金杰告诉我，有位医生拯救了她儿子的重度妥瑞氏综合征，我马上预约了这位阿尔伯特·罗宾斯医生。阿尔伯特·罗宾斯医生（Dr. Albert Robbins）是一位过敏专科医生和环境专科医生，他为我的儿子提供了有针对性的过敏治疗，教给我们有关食物过敏、营养失衡和化学品敏感的知识，现在他已退休。我永远感谢金杰和罗宾斯医生。第一次，我对儿子的病抱有新的希望。

我们了解到免疫系统、环境、饮食和过敏如何影响神经系统和大脑，从而诱发抽动。这类问题得到解决后，抽动症状便会消失，行为和情绪的变化也随之消失。虽然一旦有所松懈，问题便会卷土重来，但我们会马上更加努力地应对。几周之内，我们便看到了显而易见的改变，便知道走上了正确的道路。6个月内，曾经毁灭性的疾病得到了有效控制。我们为这一结果激动不已。

综合考虑所有因素

在此之前，我不知道人们会对低剂量的清洁用品、香味物品等常见有毒物质产生不良反应。我也不知道，糖类、某些食物、过敏原和合成添加剂会对人的行为产生影响，加重抽动。我更不知道，消化系统的健康与大脑和神经系统的功能有关系。

如果有人在这次治疗之前问我，我有没有注意过这些引发儿子抽动和行为变化的诱因，我会回答说没有。我从不知道要观察这些！事实上我甚至不知道他在过敏。治疗他的儿科医生和神经科医生从没提到过这种可能性。

我回想起假期里深受抽动困扰的那一周。那些我曾经认为的好事——在（含氟）泳池里游上很久，可以吃到一般在家不让吃的垃圾食品——实际上对儿子是有害的。除此之外，发霉汽车旅馆的经历也让我能够亲眼看见真菌如何影响神经系统，导致抽搐。回想起来真让人醍醐灌顶，但也只能回想。要不是那次真菌暴露得那么充分和明显，我想我不会把真菌和抽动症联系在一起。

以下仅是我最初几个月学到的关于新疗法的部分知识：

- 一些食物和饮料对抽动症症状恶化有确切影响。
- 我的儿子患有系统性念珠菌过度生长，这对消化系统会产生影响。
- 我不知道他对粉尘过敏，需要做些防尘措施。
- 昆虫叮咬也会暂时加重抽动症。
- 暴露于有香味的个人物品和强力清洁剂会加重抽动症。
- 真菌过敏会影响症状。
- 儿子对诸如杀虫喷剂等杀虫产品有严重反应。
- 需要对过敏进行针对性治疗，并调理营养不良。

综合神经治疗协会（ACN）的诞生（1996年）

与妥瑞氏群体的大多数人一样，我曾经认为我孩子的抽动不可避免、无法控制。现在，一个新世界在我们眼前展开。对我儿子的治疗非常成功，我们再也不需要药物治疗。

毋庸置疑，儿子的康复不是巧合，也不是因为他"过了抽动的年龄"，而是因为他的身体得到了治愈。虽然营养均衡和针对性过敏治疗也是治疗中的重要部分，但识别和避免抽动诱因发挥了主要作用。如果我们忽视了他的抽动诱因，儿子不可能完全康复。

有一天，我了解到，在我们家的悲剧发生很久之前，全国性组织妥瑞氏综合征协会（现为美国抽动症协会）就已经收到过成功治疗抽动症的自然疗法报告，也收到过描述抽动诱因的报告。对此大众却并不知情。我应邀担任过该协会医疗咨询委员会的志愿联络员。几年之后，我清楚地认识到无法改变他们，也无法拓宽他们看待妥瑞氏综合征背后原因的视野。他们对探索饮食、过敏、环境与抽动之间的联系毫无兴趣，我便不再担任联络员。我还记得，当时的协会会长认为我受到误导，儿子终究会自行康复。我的回答是："我看得非常清楚的东西，你却说我没看到，这话相当没礼貌。"如果早点知道可能存在各种不同类型的抽动诱因，儿子和全家人会免遭很多的痛苦。

从个人成就、事业，到人际关系、家庭生活、自尊、个人目标——当然还有身体健康——抽动症状障碍影响一个人生活的方方面面。相关组织每年花费数百万美元提高人们的认识，分享应对抽动的方法，为家属与学校工作人员提供教育支持，力求减少霸凌行为，这些努力十分有意义，但还远远不够。家庭和患者需要知道为了减少症状他们所能做的一切，其中也包括认识潜在的抽动诱因。

最后，金杰·维克姆邀请我来领导她的替代疗法工作。我创办了一份通讯杂志，咨询委员会由整合医学（integrative medicine）的主要专家组成，1996年，我建立了性质为501（c）3非营利组织[①]的美国综合神经治疗协会（ACN），随后创建了Latitudes.org网站。我想传递的信息是，对抽动障碍的治疗应该包含一系列全面的"综合"疗法。我们协会也关注其他神经系统疾病，如多动症、强迫症、自闭症、行为和学习障碍、熊猫病/小儿急性发作神经精神综合征（第104~106页）及抑郁症。

ACN协会得以发展壮大，我们的付出得到积极回应，这些都让人欢欣鼓舞。我们也很高兴看到我们的《儿童抽动症自然康复指南》（家庭版）一书在过去几年中，经常成为亚马逊上关于妥瑞氏综合征的畅销书。它是唯一一本关于如何使用多样的自然、替代或综合疗法来治疗抽动、抽搐和相关神经性疾病的综合指南。最近，ACN又创建了StopTicsToday.org网站，为研究筹集急需的资金。

---

① 501（c）3非营利组织指根据《美国国内税收法》第501(c)3条，免缴联邦所得税的非营利组织。——译者注

第 **4** 节

过敏、饮食和环境对抽动症的影响

有句话叫"遗传装弹，环境打枪"。对同卵双胞胎的研究经常用来解释环境对抽动症的影响。双胞胎有着相同的基因，对抽动症的易感性本也该相同，但研究表明，双胞胎的病情轻重可能相去甚远。因为双胞胎从子宫开始，到往后一生一直在体验不同的经历与环境。

研究基因如何受环境影响的表观遗传学最近成果丰富。"环境"的影响包括物理、化学、生物、饮食、社会对健康的影响，而这些都会影响基因的表达方法。

被称为环境医学的医学学科并不把抽动症这样的疾病当成天意，而是视其为需要探索或研究的问题。每一天，环境都在对我们造成影响。虽然我们无力改变某些环境影响，但却可以解决其他一些影响因素，而这往往会带来积极的效果。

一个人吃的、喝的、摸的、闻的、吸入的东西，以及感染、荷尔蒙、思想、情绪、压力等都属于环境影响。如果不彻底检查引发症状的可能原因，治愈也不可能彻底。

做环境医学评估的目标是以下几点：

- 确定以前有哪些暴露或情况可能引起身体不适。
- 治疗任何潜在问题。
- 识别可能对症状发展或恶化起作用的持续诱因。
- 鼓励避开恼人的诱因。

作家和神经学家大卫·珀尔马特博士（David Perlmutter，MD）认为，我们每天都暴露于能够损伤大脑和神经细胞的神经毒素之中。在《健脑书》（*The Better Brain*）中，大卫·珀尔马特博士发现了对大脑和神经系统影响最大的六种毒素：杀虫剂、汞、铝、铅、兴奋性毒素（如食品添加剂）和电磁波。[20]

影响健康的关键环境因素

- 父母的健康状况；产前、出生和产后状况
- 食品和饮料
- 病原体
- 药物
- 气味、香味
- 过敏原：花粉、灰尘、真菌、动物
- 季节、温度变化
- 室内环境
- 压力、思想、情绪
- 感官刺激

·辐射，包括电磁辐射

·毒素，包括有毒金属和化学品

别忽视显而易见的问题

很多医生还没意识到环境对健康的影响，也从不考虑这一点。美国医学生几乎不会练习如何识别和管理与环境有关的疾病。如果医学生能够更好地掌握这一概念，就能更好地识别环境影响。影响健康的原因也会更突显，预防和治疗也能因此得到提升。[21,22]

若不仔细审视，任何事情都看上去像个谜。抽动的恶化一定是由于某种原因，好转也一定是某种因素在起作用。所以，关键在于发现到底有哪些因素存在，并尽力解决这些因素。

在《解决过敏（2016）》（*The Allergy Solution*，*2016*）一书中，里奥·加兰德医生（Dr. Leo Galland）写道："识别与消除过敏诱因能够产生最意想不到的缓解效果。"[23]

对妥瑞氏综合征中过敏和不耐受问题的研究

对抽动症和过敏的研究虽然很少，但过去20年的研究证实了抽动症与过敏之间存在联系。下文是对这些研究的总结：

1. 2012年，第20届国际儿童青少年精神医学及相关学科协会大会（Congress of International Association of Child and Adolescent Psychiatry & Allied Professions）在巴黎举行。大会上，科雷·卡拉贝奇罗格鲁医生（Dr. Koray Karabekiroglu）称，他的团队发现强迫症及抽动症与儿童青少年的过敏性疾病之间有"强有力的联系"。

2. 2014 年，M. 尤斯医生（Dr. M. Yuce）发文称，一项初步研究显示：过敏性疾病与抽动症和 / 或强迫症之间存在关联。[24]

3. 妥瑞氏综合征研究人员已确定了一个破坏组胺生产的基因。组胺既是神经递质，也是免疫调节物。2016 年，卡卡贝洛斯（Cacabelos）等指出，携带这种突变基因的小鼠开始出现与妥瑞氏综合征一样的症状。[25]

4. 其他研究也证实了抽动症与过敏之间的联系。1999 年，何（音）医生（Dr. Ho Cs）领衔的研究称："在我们的研究中，妥瑞氏综合征患者的过敏发生率明显高于普通人。妥瑞氏综合征与过敏之间存在联系。"[26]

5. 另外，张钰孜等在 2011 年指出："我们的数据显示过敏性疾病和妥瑞氏综合征之间存在显著相关性。风险随过敏并发症数量以及年龄增长而加大。"[27]

虽然这些发现并不意味着所有人的抽动症都与过敏或免疫相关，但正遭受抽动症困扰的人应把这种可能性纳入考虑范围。科学界也应继续开展进一步研究。

第一则饮食、环境与抽动症相关的报告

特伦·伦道夫博士（Theron Randolph, MD）在 20 世纪 50 年代首次发现免疫或过敏与妥瑞氏综合征相关。20 世纪 70 年代末，马歇尔·曼德尔博士（Marshall Mandell, MD）继续这项研究。曼德尔博士作为一名过敏症专家，投入了 1000 多个小时自费寻找引发抽动的诱因。

曼德尔博士通过与患者的临床接触，观察到过敏和妥瑞氏综合征之间有明显的关联。他知道妥瑞氏综合征被视为神秘莫测、不可治愈的遗传性疾病，因此他为自己的发现激动不已。在一次妥瑞氏综合征的国际医学会议上，曼德尔分享了他的观察结果，但没有收到与会者的任何反响。他也

曾试图说服主流相关组织，治疗过敏以及控制诱因能有效缓解抽动症状，诱因包括饮食、真菌、吸入物、化学品暴露等，同样也没能成功。

曼德尔博士是我们协会志愿者咨询委员会的重要成员。他一生致力于推广抽动症与过敏之间有关联的理念，是寻找抽动症治疗方法的无名英雄。许多医生、家属和患者跟随他的脚步研究过敏和抽动诱因，许多人的症状得以缓解。

其中一份对过敏、化学品、饮食诱发妥瑞氏综合征最早的书面记录来自一位心脏病医生，他也是一名患者家长。这位医生在 20 世纪 80 年代初向美国抽动症协会，即后来的美国妥瑞氏综合征协会寄送了信件。最初他的信被刊登在该协会的传单上，但已经多年不再被列入资料清单。这位父亲的观察颇有见地，令人起敬。我曾经公开发表过这封信件，此处再次引用信中内容。他在信中写道：

虽然女儿从未出现任何典型的过敏症状，但我发现她对多种食物、一些真菌和花粉过敏。她还对化学品高度敏感。她已接受了四个月的食物轮替[①]饮食，正在对真菌和花粉进行脱敏训练。我也尽可能地消除了她的食物和环境中的化学品。

在食物轮替之后，她的抽动减少了 85%。当她与另一个家庭外出旅行时，我让她不再采用食物轮替饮食。两天之内，她的抽动明显增加，一周之内，抽动急剧恶化。我所说的急剧恶化指的是不停抽动并伴有发声，而不是每隔一两分钟出现的，伴有非常轻微的发声或不发声的简单抽动。以前她没有和妥瑞氏综合征相关联的情绪和智力改变也在此时出现。

我观察了女儿对化学品的反应。每次暴露之后她的抽动都会加重。暴露于氟化物后，她的抽动时长会增至两天。暴露于我家门口的柴油发动机

---

① 食物轮替是一种控制食物过敏的饮食方案，通常是在同一天吃同一生物分类中的食物，然后过四到五天再吃。——译者注

之下，她的抽动在发动机运行的整个期间都会加重。暴露于油漆下，她的抽动增至 6 小时。在一家点着许多蜡烛的小餐馆里，石蜡让她不停地抽动，直到我们离开餐馆才停止。

在我看来，她对化学品的敏感性使她症状的严重程度和出现频率明显上升。

这位医生父亲能够把他女儿的抽动加重与她暴露于某些食物、过敏原和化学品联系起来。他解开了女儿症状之谜。

20 世纪 80 年代末，儿童过敏专科医生桃瑞丝·拉普（Dr. Doris Rapp）出现在菲尔·多纳休（Phil Donahue）的节目上，讲述了妥瑞氏综合征中的过敏现象。在患者和家属的陪同下，她解释了食物和化学品如何影响抽动和行为。参加节目的家庭证实，通过治疗过敏和避免诱因，他们目睹了抽动症状的改善。节目得到了来自大众的热烈反响。然而拉普医生在聊天时却告诉我，没有任何专业人士联系她来深入了解她成效显著的方法。

在拉普医生的行医生涯中，她经常为来找她的患者录像，用来展示患者对过敏和环境暴露的反应。这是为了让怀疑论者相信接触毒素、过敏原、食物会对神经系统、学习和行为产生影响。她抱怨说，视频中的患者总被说成在演戏。她感到沮丧，最终放弃了说服医学界，转而继续她的做法，并就这一主题撰写出畅销全球的图书。她于 1991 年出版了经典著作《你的孩子是不是也这样？发现与治疗儿童与成人未被识别的过敏》（*Is This Your Child? Discovering and Treating Unrecognized Allergies in Children and Adults*），其中有一章专门探讨妥瑞氏综合征。此后，她又出版了《我们的有毒世界：敲响警钟》（*Our Toxic World: A Wake Up Call*）。

拉普医生已经退休，现在 80 多岁的她仍在倡导提高对环境健康问题的认识。2016 年，我受邀在妥瑞氏综合征全国大会上做主旨发言，我问拉普对我的发言有没有建议。她回答说："有，别让参加大会的人好过。"（致拉普医生：我已经尽力了，我打赌不会再次受邀。）

食物过敏与食物不耐受

1994 年，J. R. 杰拉德医生（Dr. J. R. Gerrard）发表了一份有趣研究，探讨饮食在运动障碍中的作用。[28] 杰拉德及其同事的研究表明，食物或饮食中的成分能够引发阵发性运动障碍。他自称对这些反应进行了录像，他写道：

第一位患者的运动为左右摇头，由牛奶和其他一些食物诱发。

第二位患者的运动为反复耸肩，由鸡蛋和咖啡诱发。

第三位患者的运动为手臂和腿部有节奏的肌肉收缩，由阿斯巴甜，即纽特健康糖（Nutrasweet）、怡口（Equal）等品牌的甜味剂诱发。

文章作者总结道：

这些观察表明，食物在易感人群中可以通过作用于多巴胺和大脑的其他神经递质通路引发运动障碍。

我提到这份报告有以下三个原因。第一，它与 ACN 收到的反馈不谋而合，多种食物和饮料都可能引发运动抽动。第二，这份报告表明患者的反应可能因人而异。第三，这份报告发表于二十多年前，明显需要进行追踪研究。

对食物的反应：一个复杂问题

过敏症专科医生之间对食物过敏、食物不耐受或食物敏感的问题意见不一。评估和治疗方法都存在争议。本书限于题目范围不对此做展开讨论，但下面这则来自阿尔伯特·罗宾斯医生（Dr. Albert Robbins）的简要总结阐释了这一复杂问题的关键。

尽管可能症状类似，但某些形式的"食物不耐受"不被认为是食物过敏。真正的"食物过敏"具有免疫介导性。

即时反应或 IgE 介导的食物过敏。这是一种固定的食物过敏，通常具有遗传性，即由基因决定。如果症状严重，需要从饮食中完全去除或避免食用这些食物。它被称为 Ⅰ 型 IgE 介导的食物过敏。过敏免疫疗法在某些情况下可能有效。

延迟反应或 IgG 介导的隐性食物过敏。这是一种累积性的过敏。身体会对常吃的食物产生抗体。许多由食物过敏引发的慢性疾病都与延迟性或累积性食物过敏有关。

食物过敏有时是一种伴发性过敏。伴发性食物过敏可能与花粉或真菌过敏有关，是一种隐蔽的食物过敏。举例来说，如果你对豚草过敏，在花粉季节就应该避免食用牛奶、瓜子、香蕉等特定食物。

需要特别强调的是，专业医学文献也同意，在慢性疾病中，食物过敏常常是被忽略的致病原因或加重因素。但很多医生并不把食物过敏视为引发疾病的原因。当食物过敏被发现并得到恰当治疗时，甚至可能无须服用缓解症状的药物。

过敏原检测不一定能为你测量出所有的过敏原。这有很多原因，其中之一是不同类型的过敏症专科医生使用的测试方法不同。食物过敏 / 敏感检测的黄金准则是在 4~7 天内完全不食用某种可疑食物（如牛奶或玉米）。这被称为单一食物消除法。消除单一食物之后，在一天内再次大量食用这种食物，并观察反应。某些情况下建议有医生在场时做这个测试，以防发生严重反应。

另一种方法是多种食物消除法，即从饮食中剔除经常不耐受的几种食物，并监测健康、情绪或行为的变化。然后再逐一将食物添加回饮食，并观察反应。

食物消除的详细计划通常可以咨询过敏症专科医生、营养师或综合医生，当然也可以阅读相关书籍。最好在使用食物消除法之前制订计划，并准备好所需的食物。

享誉国际的食物敏感专家乔纳森·布罗斯托夫医生（Dr. Jonathan Brostoff）提出，如果长期避免食用某种不耐受的食物，在不过量的前提下可以再次食用这种食物，但这种方法仅适用于食物不耐受，不适用于食物过敏。布罗斯托夫建议，为了最大限度地降低对食物的反应，需要你在同一时间内避免食用所有可能敏感的食物。他告诫说，只从饮食中剔除一种食物但仍然吃喝其他的可疑食物，这可能无法锁定导致过敏的元凶。他的著作《食物过敏与食物不耐受：识别和治疗完全指南》（*Food Allergies and Food Intolerance: The Complete Guide to Identification and Treatment*）全面解释了如何确定和治疗食物敏感。这一经典著作受到广泛推崇，并于2000年再版。

哪些食物最容易引起抽动？

对食物的免疫应答千差万别，常见过敏食物的列表只是寻找问题食物的起点。

人们熟知有些食物能引发不同程度、不同类别的生理反应，这些食物包括：豆类、牛肉、巧克力、柑橘类、咖啡、玉米、牛奶、鸡蛋、鱼、谷物（尤其是含麸质谷物）、花生、土豆、贝类、树坚果。但是，很多纯天然食物、调理食品、饮料也可能引发免疫应答。除了特定的食物之外，包括调味剂、防腐剂、色素、某些人工甜味剂在内的合成添加剂也会引发问题。

研究尚未理清哪些食物最有可能影响抽动症，哪些食物可能引发如荨麻疹、呼吸问题、吞咽困难、消化道不适、低血压等其他类型的反应。

本书第 7 节列出了患者和家属报告为抽动诱因的食物，第 5 节附上了报告背后的故事。读者可以把这些报告当作初步研究。

有人可能发现高升糖指数食物会加重抽动症。高升糖指数食物能够升高血糖，对肠道细菌平衡产生不良影响，这两种情况都会让神经系统变得更敏感，从而加剧抽动。

有多少抽动症患者受到饮食影响？

有多大比例的抽动症患者在食用哪些食物和饮料后症状加重？有必要明确这一问题的答案，但目前尚无针对性的研究。

饮食对神经系统健康有什么作用？对这一问题讨论激烈。若是开展对饮食和妥瑞氏综合征的实质性研究，医学界无疑需要很多年才能达成共识。

达成共识需要的时长可以参照其他疾病的例子。自 20 世纪 50 年代起，头痛和偏头痛的饮食诱因研究已经发表了数百篇文章。但马丁医生（Dr. Martin）和维吉医生（Dr. Vij）于 2016 发表在《头面部疼痛杂志》（*Journal of Head and Face Pain*）上的综述依然让人惊讶。综述开篇写道："饮食在头痛疾病治疗中的作用是头痛医学领域中最有争议的话题之一。"[29]

问题不在于食物和饮料是否会引发头痛，这是一个既定事实。一直以来的挑战在于明确诱因，确定哪些诱因对哪一群体最为普遍，以及推荐避免引发头痛或偏头痛的饮食方式。

不应该仅仅因为饮食性的抽动诱因可能很复杂，医学界就回避这个问题。饮食抽动诱因会将抽动症的研究引入新的领域。

当抽动症群体苦等研究进展时，他们至少应该知道饮食的确可以影响运动性和发声性抽动。不管这种影响是否适用于自己的情况，人们需要有是否进行探寻的选择余地。

乳糜泻与非乳糜泻麸质或小麦敏感

麸质是一种存在于小麦、黑麦和大麦中的蛋白质，它被一些人列为抽动诱因。在注意到麸质引发抽动的人当中，有未知比例的一群人是乳糜泻患者，也有一些人乳糜泻检测结果为阴性。人们有时会疑惑不解，他们并没有被诊断为乳糜泻或小麦过敏，但他们发现不食用麸质或小麦时感觉更好。

乳糜泻是一种发生在遗传易感人群中的严重的自身免疫性疾病。对乳糜泻患者来说，食用麸质会导致小肠受损。据估计，全世界每 100 个人中就有 1 人受乳糜泻影响。当乳糜泻患者吃下麸质，身体会产生攻击小肠的免疫反应，导致小肠绒毛受损。小肠绒毛排列在小肠内壁，呈小指状突起。若绒毛受损，营养物质就不能被正常吸收。乳糜泻患者的一级亲属[①]患上该病的风险为 10%。（来源：Celiac 网站）

诊断乳糜泻的实验室检查包括测试麸质抗体的血液检查，以及评估肠道损伤的小肠活检。为了保证检查结果准确，患者需要在检查前食用麸质。

越来越多既没有乳糜泻也没有小麦过敏的人报告他们对麸质敏感。现在认为这是一种新型疾病。在遭受多年冷遇之后，非乳糜泻麸质敏感和非乳糜泻小麦敏感正在受到科学研究的关注。

如果有这两种敏感的人从饮食中剔除麸质（或仅仅是小麦），可能会缓解一种或多种症状，包括抽动、抑郁、脑雾、多动、腹胀、腹泻、腹痛、关节痛和疲劳等。

---

① 一级亲属指父母、子女、兄弟姐妹。——译者注

越来越多的人选择无麸质饮食，许多无麸质产品得以开发和线上销售，实体超市也设有无麸质专区。在西方，餐馆已开始调整菜单以提供无麸质食物。

2016 年年底，西班牙奥维耶多（Oviedo）的阿斯图里亚斯中央大学医院研究员路易斯·罗德里戈医生（Dr. Luis Rodrigo）向我透露，他正在跟踪 50 多个妥瑞氏综合征诊断病例，这些患者没有乳糜泻，却从无麸质饮食中受益。据罗德里戈医生说，他还观察到抽动症状的改善有时是渐进的，在某些情况下还需要避免食用其他的食物。罗德里戈医生并不认为所有妥瑞氏患者都存在麸质敏感的问题，但他认为，麸质对某些人来说可能是一个重要因素。

只有通过消除饮食法或者反复试错，才能确认或推翻未患乳糜泻人群的麸质敏感问题。

第二章 经验分享

- 来自抽动症群体的建议

第 **5** 节

来自抽动症群体的建议

本节摘录了部分 ACN（Latitudes.org）收到的信件。这些信件分享了各种各样的诱因，你会发现不同的报告之间有一些诱因相同。这些报告大多是首次曝光；有些则曾收录在我们的《儿童抽动症自然康复指南》(家庭版)一书中，或者可以在我们的网站上读到。总的来说，这些报告代表了人们探索抽动诱因的不同过程。无数的医疗从业人员也报告了类似的发现。

一般的看法是，抽动症几乎无法靠自己缓解，而写下这些信的人摒弃成见，探索各式各样的影响因素，只要成功便传播信息帮助他人。为了保护隐私，此处不使用报告人的真实姓名。

案例 1：一份令人心碎的报告：一位抽动症患者成年之后找出了诱因

提供第一篇报告的妥瑞氏综合征患者在成年之后才发现，主要诱因能让自己的生活发生巨变。这时，他的严重症状已经带给自己和家人深重的痛苦。我希望读者能够思考，如果抽动诱因的信息在他的成长过程中便为人所知，如果他的家人早已了解到需要找出潜在诱因，他的生活会截然不同。虽然报告人的其他家庭成员没有被正式诊断为妥瑞氏综合征，但报告人认为他有妥瑞氏综合征家族史。

派瑞克：朋友发给我一封邮件，内容是你们协会关于妥瑞氏综合征患者的文章，还附有你们的网址 Latitudes.org。这些年来我通过实验和仔细观察自己的妥瑞氏综合征，我想说说我的发现。

我现年 49 岁，男性，高加索人。我从 7 岁发病开始，一直到现在，妥瑞氏综合征的症状时轻时重。

小学过得艰难。我的面部抽动、摇头，还有咕哝声让我遭到其他小孩欺负；喊叫声让我无法拥有任何亲密关系，甚至也无法交到普通朋友。到了高中，恋爱看起来遥不可及，我的自信被进一步击溃。

我爸爸依然记得我非常猛烈地摇头，他甚至觉得我会扭断脖子，或者从椅子上摔下来。爸爸也帮不上忙，只会无助地哭泣。

在一次非常严重的抽动发作时，我做了脑电图（EEG）检查，但结果却模棱两可。没有任何神经或区域大脑中枢显示异常。在我睡着之后，检查的 α 波和 θ 波依然正常。一位医生给我开了氯丙嗪（Thorazine），之后又开了氟哌啶醇（Haldol）。这些药让我头脑发昏，在学校里无法保持清醒。抽动症状确实是减少了，最多大概减少了 40%，但我还是无法正常生活，大多数时间都在睡觉。

我把注意力集中在我最感兴趣的理工科上。在自学摇滚吉他后，派对和社交聚会向我发出了社交合格证。虽然充其量是微不足道的交情，但至少极大地提高了我的社会地位。

药物治疗让我一直不太好的成绩变得更糟。我最终在十二年级的时候从高中退学。高中学业我都无法继续，大学更是天方夜谭。

我的抽动状态相当稳定。但在我二十来岁，特别是在压力很大时，我的抽动有时会变得非常严重。年复一年，我开始注意到有些东西似乎能加重或者改善我的抽动，或者更准确地说，改变我抽动的"冲动"。说实话，抽动冲动带来的紧张和焦虑比抽动本身更烦人。我会有意识地想办法"推迟"一些抽动，如我会收缩腿部肌肉，以免出现摇头或者面部抽动。

一天，我在上班，我发现吃了午餐三明治中的火腿后不久，摇头和发声抽动剧烈而快速地发作了。那一周我没钱买午餐，只能在家里做饭。午餐肉、面包、奶酪、蛋黄酱是我的家庭"菜单"，结果却糟糕透顶。

我疑惑为什么以前没注意到这种情况，我想到我的抽动症当时应该正处于没有动静的低潮期，所以这次更容易被发觉。为了验证我的设想，我决定在两周内做同样的三明治当午餐。

三天后，即使用了推迟抽动的新方法，我的抽动也完全不受控制。抽动从白天一直持续到晚上，有摇头和面部抽动，也有一定程度的发声抽动。

这期间我基本是独自工作，所以比较方便。两周后，抽动进入严重而稳定的阶段，变化很小。之后，我不再在三明治中夹火腿和其他午餐肉。

在连续两周刻意引发激烈抽动后，我的症状消退得很慢，但抽动、抽动冲动以及它们带来的焦虑都渐渐地减少。

大约两个月之后，我不再有明显抽动，抽动已经回复到平常的轻微水平。又过了几周，抽动冲动带来的紧张焦虑也缓解不少，甚至几小时过去了都没有任何感觉。

之后，我只有遇到压力（那段时间我被解雇了）和缺乏至少6小时的有效睡眠，紧张和抽动才会暂时增加。

几个月后，我参加了一个电子电路研讨会，会上有早餐供应，我吃了培根、鸡蛋、薯饼，还有吐司和咖啡。我刚吃完早餐，头部、脸部和脖子的抽动就突然（真的非常突然）发作起来。这些症状出现在吃完早餐后的半小时以内。我试着控制抽动症状，却毫无效果。我怀疑是培根的问题，因为我知道大多数培根在生产过程中大量使用防腐剂和着色剂。第二天早上，抽动状况有所缓解。

在研讨会第二天的早餐上，我吃了完全相同的一餐——食物种类相同，食物数量也相同，只是没有吃培根。吃完早餐，我发现紧张感和抽动冲动都没有增加。事实上，那天早上我还喝了几杯含咖啡因的咖啡，午餐后甚至还吃了巧克力棒，和我吃培根的前一天一样。我需要在这里补充一点，我的抽动和紧张感从未因食用咖啡、茶、各种巧克力、甚至是烟和酒精而发生变化。那一整天，抽动保持在平常水平，这被我称为抽动和冲动的"噪声基底"[①]水平。

我非常想知道培根和午餐火腿有什么共同点，于是开始阅读不同牌子的产品包装。我发现，它们都含有不同数量的磷酸钠、异抗坏血酸钠和/或硝酸钠。似乎每个牌子都在其加工肉类中添加了这些化合物。显然，我对这些化学添加剂敏感。

我运动抽动的严重程度和频率与食物、压力和睡眠不足有关，这是迄今为止我观察到的最重要的一点。

我建议患有抽动症和妥瑞氏综合征的读者要注意自己的饮食，阅读食品包装，特别是加工肉类、腌制肉类、罐头食品的包装。我推荐对影响或改变抽动症、紧张、焦虑状况的食物和其他因素展开试验，并做好记录。

作者的点评

这个故事除了突显查找诱因十分重要之外，还很好地说明了人与人之

---

① 噪声基底（noise floor），是指接收信噪比为 0 dB 时，接收机能够感知的最小信号强度。
——译者注

间的抽动诱因非常不同。这名男性患者并没有发现食用巧克力、咖啡、酒精，甚至是抽烟会使抽动大幅增加，但许多正在对抗抽动症的人表示，他们的问题是其中一项或几项。

当然，他提到的"噪声基底"水平日常抽动水平可能缘于这些食物中的任何一种。但在他的案例中，食品中的化学添加剂，特别是硝酸盐导致了严重的抽动反应。现在越来越多的类似产品不再含有硝酸盐或添加剂，所以请仔细阅读食品包装。

本章还收录了其他一些患者的故事。全书也附有笔记页，你可以随时记录下引起共鸣的话题。

案例2：小麦和添加剂是罪魁祸首

桑德拉：几个月前，我们开始探究7岁儿子的食物不耐受问题。从那时起，我们意识到某些东西会导致他出现特定的抽动。

人工色素，特别是柠檬黄和红色色素，以及人工香料和大多数防腐剂都能引起症状。这些东西似乎会让儿子眨眼、翻白眼、叹气，并且改变他的呼吸模式。他的举止也会随之改变，变得狂热、鲁莽、易受挫，有时还带点攻击性。这些东西还会让儿子注意力不集中，变得爱与人争吵，与正常时很不一样。因此，我们需要避开这些东西。

小麦是他的主要问题，会让他一直咳嗽、清嗓子和出现其他发声抽动。我们用大米面和其他代替品换掉小麦，再加上避免使用上述的添加剂之后，他现在几乎不再抽动了。因为小麦在食物中很常见，所以要注意避免含小麦食品！

我们的密切关注依然在继续。通过使用尽量自然的方式，自制不添加小麦的面包、松饼和零食，我们已经看到了巨大的变化。亲爱的家人现在一起努力支持儿子，为他准备不含小麦的零食，降低儿子吃零食的频率。感谢你们在 Latitudes.org 网站上开设了论坛。如果没有论坛，这件事将十分困难。论坛让父母知道应该从哪里开始做起。

案例 3：成年后回忆童年时期的抽动诱因

乔纳森：儿童时期，我被诊断为妥瑞氏综合征。我的家人在几个月后发现毒素和过敏能够引发我的症状。我当时在上小学，频繁地出现颈部抽动、皱眉、肩部抽动，还有发声抽动。家人努力掩饰他们的担心，但我能看出来，抽动症不仅对我来说很艰难，也让家人跟着受苦。与此同时，我开始患上从没有过的强迫症和焦虑症。

看了几个医生后，我被诊断为妥瑞氏综合征。通过反复试验我发现人工香料和色素会让我亢奋并产生抽动症状。一般在吃下含有人工香料、色素的食物之后，我的抽动症就会马上发作。因为某些吃下去的食物种类，我经常有"脑雾"的体验。

我不太愿意相信一些我最爱的食物对我有坏处。我还记得比起普通面包，肉桂葡萄干面包更能诱发我的抽动。我不知道是因为肉桂、葡萄干，还是别的什么成分，但我不再吃这种面包了，尽管我喜欢吃。一旦明确某个东西会导致抽动，我便会尽量避免食用。当然，有时我也会吃一点当作试验（包括在大学里喝酒），但这种举动通常都会让我尝到苦头。

当我在含有氯和其他化学品的泳池里游泳时，会频繁地翻白眼。为此我减少了游泳时间，在游泳时带上护目镜，游完泳之后马上洗澡。这有助于减少我的反应。

味道浓烈的洗发水、香皂和古龙水也会加重我的抽动，包括清洁用品、洗衣用品在内，我们都只买没有味道的天然产品，全家和我一起用。当我试验诱因时，我很明确化学品就像食物一样能够诱发我的抽动。

我非常幸运，我的家人能够在我很小的时候帮我识别出抽动诱因。饮食和环境的改变不仅极大地缓解了我的抽动，还让我的生活方式更加健康。我已经成年并结了婚。除了有轻微的花粉症之外，生活过得还不错。我留意自己的饮食，服用营养补充剂。妻子和我保证家里没有任何有毒化学品或者常见的香味产品，如空气清新剂、蜡烛等。妻子甚至为了我放弃了她最喜欢的香水。我的症状已经多年不再出现，但我仍然避免食用所有的食品添加剂，并且尽可能地食用有机和非转基因食品。我也尽量减少糖的摄入，对可能加重神经系统负担的东西始终保持警惕。

案例4：多种食物的诱因

史蒂夫： 我自己在成长过程中患上了慢性抽动症，还有一个患妥瑞氏综合征的兄弟，但当我的小儿子开始出现妥瑞氏综合征迹象时，我仍然没能做好准备。妻子和我注意到，在摄入奶制品和玉米片（儿子对蓝玉米无明显反应）之后，儿子的抽动症会恶化。经放射变应原吸附试验（RAST）血液检查，发现他对牛奶、玉米、燕麦和某些鱼类过敏。在对他的饮食限制这些过敏原之后，我们观察到他的抽动症状减少了99%，唯一剩下的抽动是早晨和晚上发出的咕哝声。在家里安装内含高效空气过滤器（HEPA）的空气净化器后，发声抽动也消失了。

现在，除了在学校吃到诱发抽动的食物之外，其余时间儿子不再抽动。他的性格也完全发生了改变。他不再过度沮丧，大多数时候都很开心，在学校的表现也有所改善。医生一般将这种好的转变当作自发缓解。而我清楚这并不是事实，因为如果我在儿子的饮食中重新添加过敏原，会再次引发他的抽动。

我们的成功来之不易，但为此付出努力却非常值得。我建议其他家长一旦走上了正确的道路就不要放弃。如果遇到挫折，那就做更多的调查，再继续寻找下去，有可能就会发现你遗漏了的诱因。

案例 5：视频和电视是诱因

瑞秋：我们正在开始更加积极地寻找食物诱因，但我们 7 岁儿子最突出的问题是视频游戏、电视还有电脑。情况在昏暗房间里更为严重，他的抽动会增加 10 倍。他自己也意识到了这一点，同意大幅减少看电视的时间。因为他也很想控制自己的抽动症，所以不再玩视频游戏，也压缩了玩电脑的时间。

当家长这件事有时会让人喘不过气来，特别是儿子还有三个弟弟妹妹，但我们依然一心想帮儿子找出妥瑞氏综合征的诱因。让儿子积极参与这个过程，和他开诚布公地讨论可能的原因，都对他很有帮助，这本身似乎也减少了他的抽动。

由于紧张地竭力压制抽动症，儿子从学校回家后会发作一阵抽动，也可能变得暴躁易怒，所以我们给他一段时间舒压平复，然后带他散散步，或者骑骑自行车，开展一些家庭体育活动。

如果他愿意尝试，我们有什么理由不尽全力给孩子机会呢？

所有处于同样境况的父母与孩子，请保持信心坚持下去。前进的速度可能有快有慢，但请一定要继续前进，继续找寻，继续累积知识。

案例 6：我们成功地找到了问题食物

乔治：我 8 岁的孩子有几年患上了严重的失能性抽动症。在症状最严重的时候，抽动会让他控制不住自己的手，让他做不了作业，吃不下东西。因为必须得先经历一轮 15 秒的抽动，有时他也说不出话。孩子经常濒临崩溃，我们所有人也痛苦不堪。

他抽动的症状包括收缩肚子、撇嘴、伸手、伸脖子、发声抽动、反复吞咽，随之而来的还有多动症的症状。

我自己也曾有过健康问题，当地的营养师和食物不耐受检查给了我帮助。由于儿子经常胃痛和恶心，而且看上去肯定与食物有关，我决定让他接受过敏和食物不耐受检查。

长话短说，他对一些不常吃的坚果过敏，但也对小麦、糖及一些不确定的食物有严重食物不耐受反应。你可能还没经历过无小麦或无糖饮食，所以得让我先把话说在前头，糖与小麦简直无处不在，无所不能！

我们只吃营养师所给的安全食物列表当中的食物，其他食物全部剔除。儿子的抽动在 4 天之内开始缓解。三周之后，抽动减少到 5%；一个月后，抽动完全消失。之后我们又在儿子的饮食中重新加入了列表外的食物，但依然没给儿子吃他反应最大的两种食物，他的抽动没有被引发。儿子吃的都是有机且不含色素的食物。我并不是说小麦和糖也是你的症结所在，因为每个人的问题食物列表都不同。

一想到我曾在儿子每晚入睡前让他吃一个果酱小麦三明治，我就心情沉重。但我很高兴我们终于能够迈步向前，儿子的未来一片光明。

我想强调的是，虽然过去我们尝试过许多饮食方式，但没有一种对儿子有效。除非你清楚到底是哪些食物引发了问题，不为人知的诱因可能有很多。这种情况下，靠每次剔除一种食物来甄别近乎不可能。我们尝试了一段时间的无麸质饮食，但情况毫无改变。无糖饮食也没能引起变化。直到我们把这两种诱因食物一起剔除了几天之后，我们才看到了改变。

案例 7：有机食品是关键

珍妮斯： 我想分享将我女儿的抽动减少 99.9% 的故事。去年我注意到女儿的抽动，那时她刚刚 9 岁。一开始是耸肩、清嗓子、眨眼，接着发展成单脚跳、双脚跳，还有手臂抽动。

女儿经常拿不稳东西，阅读也遇到困难，因为她会突然向后甩头，手也会猛拉书页，直到把书页扯破。她的手臂甩动起来甚至会不小心撞到商店里的人。我们做过调查，看过神经科医生，吃过保健品，试了无数方法，依然一无所获。

某天我们去一家果园摘苹果。那一天和之后大概两周的时间里，女儿经历了最为严重的抽动。这让我想到了杀虫剂，于是我们开始尝试食用有机食品。

两周的有机饮食之后，变化虽然显而易见，但女儿的抽动依然没有完全停止。我们意识到饮食必须是百分之百的有机食品，包括调味料、酱油和维生素在内。这样做真的有效果了！自从我们这么做以来，女儿基本上不再抽动，即使出现抽动也很轻微。而且我们通常能够断定是她吃的哪一种食物引发了抽动，如学校生日派对上的零食。当这种情况发生时，我们用泻盐浴帮女儿排毒。

我们已经采用这种饮食方式 6 个月，我确信这并不是所谓的症状自发"时好时坏"。这种饮食方式不容易坚持，花钱又多，还相当麻烦。每一顿都得自己在家里做，从此没法在外面吃哪怕一顿。零食、午餐、饮料等，都得自己带。尽管有所不便，能够找出诱因依然让我欣喜若狂。

案例 8：必须注意伪装起来的味精

苏林德：我清楚引发妥瑞氏综合征一定有各种原因，但我根据我儿子的经历来看，必须不惜一切代价避开的是味精。儿子从三岁起，抽动了四年。我记录下几个月的饮食，想找出儿子为什么发生抽动。情况在突然之间变得清晰：这些引起儿子抽动的食物中都含有味精。为什么味精的问题这么严重？因为它能让神经系统兴奋。

很多人认为中国菜才有味精。但我告诉你，我七岁大的儿子从没吃过中国菜。食品行业将味精作为一种廉价的食物增味剂。最让人头疼的是，味精有许许多多不同的构成和名称：谷氨酸钠、谷氨酸单钾、谷氨酸盐、谷氨酸、水解植物蛋白、明胶、自溶植物蛋白、酪蛋白酸钠、酪蛋白酸钙、大豆组织化蛋白、酵母提取物、酵母食品或营养剂，以及自溶酵母。全都是不同名字的味精。

有一次，儿子再次开始出现一些抽动症的症状，而我始终找不出引发抽动的原因。我没给他吃味精，至少我是这样认为的。然后我意识到，原因是人造稠黄油中的酪蛋白酸钠。我做了生日蛋糕，用到了从商店买的人造稠黄油。

这件事让我明白，必须仔细查看奶制品中是否有酪蛋白酸钠与酪蛋白酸钙。我也被迫成为儿子学校的午餐侦查员。学校提供大约 70% 的午餐都含有味精；同样，我还得注意学校派对上人们可能带来的让我孩子产生抽动的食物。

我必须要仔细阅读每一则食物标签，仿佛儿子的生死就靠它们决定。我得学习味精的所有名称，还得调查餐馆，看哪些餐馆在菜肴中加了味精。查询这些信息的好帮手是那些关注味精对偏头痛的影响的网站。许多人因为味精而偏头痛，这些网站给了我大量信息。

我可以用一句简单的话做总结。如果儿子的饮食富含维生素、矿物质，不含味精、黄色 5 号色素、红色 40 号色素、高果糖玉米糖浆，儿子几乎不会抽动。

案例 9：玉米是儿子的问题食物

罗尼：我的儿子快要升入六年级，从三年级起他出现了运动性抽动和发声性抽动。我发现他吃爆米花后会开始没完没了地抽鼻子和清嗓子。过敏专科医生为他做了检查，发现他对真菌、树木和猫过敏，并未发现他对玉米过敏。但我依然试着让儿子避开玉米，不再给他吃玉米粒。今年我再次做了有玉米粒的菜，它诱发了儿子严重的妥瑞氏综合征。

抽动非常严重，我不知道儿子是怎么做的作业。儿子吃东西的时候没有表现出任何迹象，但几小时后，大量症状开始爆发。儿子开始哼哼、抽鼻子、大声吸气（发出喊叫声）、眨眼。从那之后，儿子不再接触玉米粒，症状已经基本消失。玉米片会引发轻微抽动，但严重程度还不足以阻止儿子想吃的心。

案例 10：治疗多动症的药物是诱因

我七岁大的女儿被诊断为多动症。在学校她的注意力无法集中，老师们觉得她不爱听讲。女儿也容易激动。医生建议服用择思达（Strattera）。我们以为与哌甲酯（Ritalin）相比择思达很安全，因为我们听说哌甲酯会引发抽动，而择思达是非刺激性药物。这个决定对我们来说是一个严重的错误。几天之后女儿开始出现头部和手臂抖动性抽动。尽管我知道择思达对其他人有效，但女儿的抽动一直在恶化，于是我停了她的药。我们不再让女儿吃择思达，她的抽动在几个月之后才停止。

这件事发生之后，我在 Latitudes.org 网站上读到一篇择思达诱发抽动的案例报告。要是我能早点看到就好了。现在我理解了择思达上的黑框警告，警告择思达有可能导致自杀的念头。虽然我们很幸运没有遇到这个问题，但这也让我意识到儿童不能轻易服用这类药物，一些孩子对这类药物非常敏感。

案例 11：对化学品、水杨酸盐和添加剂有反应

瓦莱丽：我儿子在满七岁之后很快确诊了妥瑞氏综合征。我还记得他开始抽动的时间。那是他走进一年级教室后不久，教室里地毯刚清洗过，墙也是刚粉刷过的，新的中央空调设备放进新搭建的小屋里，没有任何通风设施。时值八月，天气炎热。空调在安装完之后被打开，所有的建筑粉尘，洗过的地毯朝空气释放的污染物，以及油漆散发出的气味弥漫在整个教室里。在那种环境中，儿子变得容易冲动、喜怒无常，并且出现夜惊。一整天，他就像家里那只电动兔子一样精力充沛。

我做了大量调查之后，儿子现在严格遵循第一阶段法因戈尔德饮食（Feingold Diet 网站）。在学校和家里我们都不用化学品。儿子今年 13 岁，已经五年没再出现过抽动症状，只有一次，灭蚁剂喷洒在了儿子身后的操场，这让他的抽动持续了大概两个月。现在，他只是偶尔在运动或极度紧张时有肩部抽动，仅此而已。

我们发现暴露于任何合成香味或香味产品，包括家具抛光剂、杀虫剂、农药、灭蚁剂、空气清新剂，有香味的洗涤剂、乳液、肥皂，都有可能让抽动再次出现。

就食物而言，儿子对水杨酸盐（第161页）、苯甲酸钠、大多数防腐剂，以及人工香料、色素和甜味剂敏感。

以前，我们试图向神经科医生解释我们发现症状有所缓解。医生马上告诉我们，没有研究表明环境会导致抽动。但我们知道对我们儿子来说，这是事实。

看着自己的孩子遭受妥瑞氏综合征，我清楚是什么滋味。现在，看着孩子再次过上正常生活，我也感到无比快乐。只要注意你的孩子所接触的事物，就能够帮助孩子过上抽动更少的健康生活。谢谢你，Latitudes网站。

案例 12：化学品是诱因

莱拉：我女儿道恩在十岁时患上抽动症。刚开始，她和我们说话时偶尔会轮转手指。她还会像感觉兴奋似的举起手臂，把大拇指包进其他指头里。接着她用嘴巴做怪相。道恩十一岁时上了中学，压力陡然增大，发声性抽动也开始出现。

在两周的时间里，我们眼睁睁地看着抽动症以恐怖的速度发展。大多数症状我们之前从未见过。以前发作一次只会出现一种症状，但现在会出现四五种。由于手臂不停地抽动，女儿的肩膀会痛到让她流泪。又因为双腿过于频繁抖动，女儿会哭诉关节痛。

很快，女儿的头部开始出现抽动，也开始眨眼，还伴随着其他抽动动作；同时发声性抽动也在升级。她会发出抽鼻子的声音，发出豚鼠似的小动物叫声。我们不理解抽动为何发展得这样快，情况让人感到害怕。

这时，我母亲问我这会不会和我们最近的减肥饮食有关。我和女儿都超重了，所以都在减肥。一开始，我向母亲保证两者间没有关系，因为我们减肥饮食中不包含垃圾食品。这一定是件好事！但是，当母亲问我用什么代替了垃圾食品时，我意识到了问题。

我们一家一起采取了注重健康的饮食方式，道恩减掉了10磅。我们记录每天吃的食物，看电视节目《超级减肥王》（*The Biggest Loser*），还做运动。《超级减肥王》老说0脂肪、低能量的酸奶是健康的补充食品。我将只有100 Kcol的酸奶作为道恩的奖励，代替了她喜欢吃的糖果。我还想起女儿当时喝的0 Kcol饮料，这种饮料是把一管混合配料粉加入瓶装水中制成的。我走近橱柜，阅读这些饮料粉的成分，其成分是阿斯巴甜（纽特健康糖、怡口牌）。所谓的健康酸奶也含有阿斯巴甜。我给儿科医生打电话报告这个发现，但医生只劝我要接受女儿的病症。我继续强调这一发现，医生终于让步，说如果我这么担心，可以将这些食物从饮食中剔除掉，看看是否有帮助。当时阿斯巴甜使用了几个别的销售用名称，我小心地剔除了所有含有阿斯巴甜的食品。这样一来许多含食品染色剂的食品也给剔除掉了。

此举效果惊人。所有的抽动突然地缓解了。大多数抽动彻底停止，发声性抽动就这么消失了。我开始思考，一直以来女儿身体外部接触的化学品给她带来了怎样的影响？女儿不能使用大多数洗发香波和沐浴产品，甚至不能洗泡泡浴。如果这些化学品如此严重地影响着女儿的身体外部，那是否也有可能导致她身体内部发生问题？

我开始留意哪些食物会对女儿造成影响。在30天不吃人造甜味剂之后，我故意在她的饮食中加入阿斯巴甜，抽动立刻卷土重来，程度和以前一样严重。接着我再次剔除了阿斯巴甜，抽动像之前一样消失了。

虽然我不是医生，但我也不是智力障碍者。我亲眼看到了变化之大，仿佛像有一个开关键。通过写食物日记和仔细观察，我发现了其他诱发抽动的食物。巧克力和糖果首当其冲，女儿也似乎很喜欢吃。我注意到女儿的情绪波动和食物有关。之前我们被告知这"只是青春期到了"或经前期综合征（Premenstrual Syndrome, PMS）；现在，我的认识更加深刻。疲劳和压力也对抽动症状有影响。

除了引发抽动外，问题食物也会让女儿焦虑不安。我们现在有一张"忌食清单"。实际上，我觉得这是一例未被诊断出来的食物过敏，或者是我戏称的"食物中毒"。我认为女儿生来便对许多物质敏感，甚至还有一些物质我们尚未发现。她确实不能食用日常食物中许多不健康的食品添加剂。我很高兴找到了你们的网站 Latitudes.org，我可以在这里免费获得大量信息。

案例 13：必须重点关注灰尘

我的儿子在十一岁之前一切正常。一天，儿子开始频繁眨眼，单侧嘴部抽动也很快出现，接着是更加严重的抽动，例如，他会把头歪向一侧，极大幅度地耸肩。后来儿子开始一遍又一遍地重复消极的话，精神高度紧张。

这些症状持续了一年。到了这一步，比起放任儿子继续遭受精神打击，我们决定选择药物治疗。于是儿子开始服用可乐定（Clonidine）。他的抽动减少了，但还是能够引起同学的注意，药物的副作用也断绝了儿子的社交。

绝望之中，我开始阅读自然疗法与过敏主题的相关书籍。儿子对尘螨高度过敏，我盖住他的床垫和枕头，清扫了他的卧室里的灰尘。我也开始让儿子吃一些基本营养素。改变这些环境之后，儿子的抽动得到缓解，可乐定用量也随之减少。

已经一年过去了，现在儿子只在非公众场合偶尔出现发声性抽动，95% 的身体抽动消失了。我觉得过敏会引发妥瑞氏综合征，营养补充剂是有用的。

案例14：环境、饮食与免疫系统

玛利亚：我可怜的儿子经历了很多痛苦。他的抽动从三岁就开始出现，到七岁时症状更加可怕，儿子出现了多种抽动症状。因为抽动得太厉害，儿子只能手脚并用地爬行。

儿子的过敏也很严重，除了抽动之外，我们还被告知他患有哮喘。改变饮食，包括不食用染色剂和防腐剂，对我的孩子是有效的。我们吃的全部是有机食物，使用的是健康的清洁用品。儿子的饮食方式极大地缓解了他的过敏和敏感。

我们用益生菌提高儿子的免疫力，后来他不再那么频繁地生病。我的孩子从未服用过抗过敏药物，但他的抽动得到了极大缓解。

即便要我站在几百万人的面前，说出改变饮食、提高免疫力、解决环境问题帮助缓解了我孩子的抽动症状，我也非常愿意。如果不是 Latitudes.org 网站指引我，我不知道我的孩子会发生什么可怕的事。

案例15~46：来自患者家庭的短信

✳

我的孩子从六岁开始抽动，那一年我们正开始翻新房子。我们从地下室开始，换地毯、装墙板、刷油漆。之后我们给厨房换了新的橱柜和台面。我注意到地下室和厨房都散发出大量气味。一位过敏专科医生把化学品与抽动联系起来，告诉我们要尽量减少儿子对化学品的暴露。儿子的抽动最终消失了，但我的愧疚感却没能消失。现在我们家的一切都是天然的。

＊

真希望我能在孩童时就知道抽动与过敏之间的联系。 我有严重的过敏，但直到二十多岁时才意识到过敏会影响抽动。我的妥瑞氏综合征也很严重，但在此之前我从未寻找过诱因。大约十年之前，我意识到除了食物和过敏原，电磁场也能加重我的抽动。

＊

我一直知道抽烟会加重我儿子的抽动症，但我从不知道灰尘也能。 一天我让他帮忙打扫一块全是灰尘的区域。等儿子清扫完累月的灰尘，他的抽动也已失控。如果我知道，我会自己打扫。但至少现在我知道了，如果儿子要打扫必须先戴好防尘口罩。

＊

搜集 *Latitudes.org* 网站和你们论坛提供的信息和建议，然后付诸实践。 我儿子的抽动得到了极大缓解，我们家也迎来了希望。经过调查，我们尝试了一些代替方案，已经减轻了 90%~95% 的运动性抽动。剔除所有的家用化学品，不饮用牛奶，将大部分饮食改为有机食品，再加上营养补充剂，这样就创造了奇迹。虽然我们尚未完全解决问题，但大有希望了。

＊

我会说主要的抽动诱因是电视、人工香料、色素、味精、玉米糖浆及压力。 最近我们开始采用法因戈尔德饮食，坚持使用该组织推荐的品牌非常有效。

＊

我们有妥瑞氏综合征家族史。 我们买回来一个刚喷过思高洁®（Scotchguard）、闻起来像插电香薰的二手沙发，女儿对它的反应巨大。

我们马上就丢掉了沙发。

＊

我的孩子在小学时曾重度暴露于真菌。这导致她肌肉痉挛，让她更易患上难以治疗的慢性感染。我不得不让她在家学习。离开学校后，她的痉挛好多了。

＊

只要去除了人工色素，香料，防腐剂 BHA、BHT 和 TBHQ，我女儿和我就可以控制痉挛。我建议你循序渐进地改变饮食，一次不要改变太多。要阅读食品标签，如果你读到红色 40 号色素、黄色 5 号色素这类字眼，赶紧找个有机或纯天然的代替品。记住大部分腌菜都含有黄色 5 号色素！养成写食物日记的习惯，记录你孩子吃喝的所有食物，同时记录下症状。一本日记或日志是帮助你识别诱因或症状特征的有效工具。

＊

剔除某些食物极大地改善了我儿子的抽动。基于一年前儿子做的检查，他需要避免食用的食物有蔗糖、牛奶和所有乳制品、大米和大米制品、玉米和玉米制品、谷物和所有含麸质的食品，以及豆制品和蘑菇。检查发现他对这些食物敏感，它们也确实是他的抽动诱因。避开这些食物之后，他的睡眠得到改善，腹痛也减少了，行为也变得稳定了。现在，他成了一个乖小孩。

＊

我来自中国，是一名十七岁男孩的母亲。我的儿子多年来深受妥瑞氏综合征的折磨。对抗妥瑞氏综合征多年之后，我确切地发现一些东西相比其他事物更易诱发儿子的抽动症状。诱发力度最强的是由空气污染引起的过敏反应，然后是感冒，特别是当感冒影响到他鼻子的时候。

*

我儿子患有妥瑞氏综合征。七年前他的熊猫病（第 104~106 页）检查结果也呈阴性。儿子可以靠食用亚麻籽油和日常饮食摄入 Ω-3，却无法食用任何形式的鱼油，因为鱼油会引发他的抽动，但儿子吃鱼没有任何问题。尽管有些人食用鱼油没有任何问题，但我知道有妥瑞氏综合征患者也曾报告过这一诱因。

*

我儿子在生病的时候抽动症状更加频繁，以下这些诱因起了重要作用。电视、压力（划重点！）、兴奋、作业，我相信还有人工色素。当儿子身体健康时，这些东西不会引发任何问题。儿子的哥哥患有熊猫病，链球菌感染也会引发儿子的抽动症状。儿子会耳朵发红，出现更多发声性喉部抽动症状，脾气变坏。在食用橙汁、西红柿、葡萄汁和所有水杨酸盐类食物（更多信息见第 161 页）之后，似乎就会出现抽动症状。

*

一直以来我都害怕过敏季，不仅因为会有眼睛发痒、咳嗽、流鼻涕的烦人症状，还因为过敏会恶化我的抽动症状。这简直是年复一年的折磨。我也发现我抽动症的好坏取决于我居住的环境。

*

当我们采用了肠道与心理综合征（GAPS）饮食法，我孩子的抽动症基本难以察觉。改善是逐步发生的。某一天，我突然意识到自己已经记不得上一次发现孩子抽动是什么时候了。现在我们采取的是低碳水化合物、无麸质、无大豆的饮食方式。过去一年，只要儿子不食用大豆，我就观察不到他有抽动症和强迫症。虽然我们在改变饮食方式上付出了很多的努力，但这些努力实在非常值得。大豆最初完全不在我们的诱因考虑范围，好在作为试验，我们剔除了大豆以观察效果。

＊

对我儿子来说，食品添加剂会导致他抽动。其中人工色素排名第一，人工香料第二，其他许多添加剂（如防腐剂、合成维生素等）排名其后。我们看过的所有神经科和精神科医生都告诉我们，这只是我们的臆想。儿子的抽动异常严重，出现了头部抽动、手部与手臂抽动及发声性抽动，这让他愿意接受非常纯净的饮食。随着时间的推移，抽动已经大大减少。过去一丁点化学添加剂就能引发好几天的抽动，现在则需要更大剂量才会引发抽动，而且在停止接触后抽动也能快速消失。

＊

通过让孩子大幅缩减看电视的时间，停玩电子游戏，我们看到他的慢性发声性抽动明显减少。最近，儿子在我的 iPad 上玩电子游戏，一小时之内他的抽动便发生恶化，之后几天里不断升级。似乎无论用什么设备玩电子游戏（iPad、电脑、主机等），都能导致儿子的抽动加剧。

＊

我儿子抽动症状持续三年，出现一连串神经症状。在不吃小麦之后抽动消失了。查血、CT，还有脑电图，儿子医生推荐的所有检查都没能查出问题，而饮食却不被认为是治疗神经疾病、精神和行为问题的首选方法，这令人不解。

＊

我的孩子从两岁起就患有严重的抽动症，现在他十岁。我一直想尝试通过非药物手段减少抽动。大概八个月前，我们从饮食中剔除了所有人工色素和香料，还去除了麸质、乳制品和玉米。此举产生的改变让我震惊。不仅抽动几乎消失，连偏头痛、多动症、焦虑和整体情绪都有所改善。因为我们都很爱吃爆米花，我试着再次让儿子吃了一次，尽管这款爆米花是非转基因的有机食品，但结果却不尽如人意，就连儿子也感到了前后的差别。要坚持这种饮食并不容易，但依然非常值得尝试！

*

我阅读了 ACN 出版的图书《儿童抽动症自然康复指南》（家庭版），为我女儿写下了食物日记。这给了我们很大帮助。除了食物之外，女儿的诱因还包括兴奋、压力、强烈气味和花粉。

*

我在三十八岁时诊断患有妥瑞氏综合征，现在我六十四岁。我发现饮食确实影响着我抽动的严重程度。汽油、柴油、油基油漆和着色剂等石油产品也困扰着我。四年前，我发现自己对光敏感，这也被叫作艾兰综合征（Irlen Syndrome）。我佩戴光敏感滤光片已有三年半了，抽动症得到了惊人的缓解。（更多信息详见 irlen.com）

*

我的儿子今年十五岁，从五岁起患有强迫症和妥瑞氏综合征。他还一直患有鼻窦炎，在四岁时多次用过抗生素。他并没有"真的过敏"，但儿子的确对环境中的许多事物有反应，包括挥发性有机化合物（英文缩写为VOC，通常有毒性，油漆中含有）、压力及某些特定食物。

在过去 15 个月中，我们按照特殊碳水化合物饮食法（SCD）饮食，获得了巨大成效。如果你决定采取 SCD 饮食，要拿出一个月。这是我对儿子唯一的要求。开始的两周非常难熬，整体情况也变得更加糟糕，然而到了月底，儿子已经有所改善，这让他想要继续下去。他也确实坚持至今。

*

我是一名患有抽动症的成年人，大多数百货公司我都不能去。那里的灯光通常过于明亮，化妆品柜台散发的气味避无可避，这些都会加重我的抽动。因为香味蜡烛和混合熏香，我对礼品店那种小一点的商店也反应严重。所以我感谢网购！我还发现公共浴室、甚至是朋友家的插电香薰都是我的抽动诱因。

*

我发现暴露于普通驱虫剂会加重儿子的面部和颈部抽动。可能因为学校觉得学生在课间休息玩耍时必须得到保护，儿子在学校时多次被喷洒杀虫剂。他从学校回家后，抽动会大大增加。经过一番调查后，我发现了这个问题，并给学校建议了更安全的产品。

*

虽然饮食没能治愈我女儿的抽动症，但绝对是有帮助的。除了不吃任何人工食品，我们还采取了消除饮食法，结果发现女儿对小麦、鸡蛋、奶制品、玉米有强烈反应。顺便说一句，在美国好像所有食物都含有玉米！消除这些困扰女儿的食物，让女儿的食谱"超级纯净"，这些都让她的抽动变得对大多数人来说难以察觉。为了明确是否有食物在加重你的抽动，我真心地推荐消除饮食法。

*

防腐剂可能诱发抽动症。我发现其中最麻烦的是 EDTA 二钠钙。几乎所有的人造黄油和蛋黄酱里都有这种防腐剂。对我个人来说，吃一次能让我的抽动持续超过三周，因此我通常不吃任何含有这种物质的东西。我也需要避开很多餐馆，如某家著名炸鸡连锁店所有的酱汁和蛋黄酱里都含有 EDTA。很多店使用某种特定的蛋黄酱和人造黄油，却不知道 EDTA。EDTA 还用在一些冰茶、能量饮料和罐头食品当中，所以要仔细阅读食品标签！我发现当我有反应时，无染色的苯海拉明（Benadryl）胶囊对我有效。

*

我们儿子看着很健康，但在六岁时出现了轻度抽动症状。到了四年级，他的情况变得相当严重。儿子会发出刺耳的尖叫声扰乱他所在的重点班。他会发出噪声、踢课桌、挥手臂。严重的抽动症状持续了六周，儿子甚至不能握住一支铅笔。他很消沉，觉得不如去死。这一切发生的时候，儿子正在接受药物治疗。儿子看了两个过敏专科医生，检查发现他对几种食物有过敏反应，这些食物都会导致不同的抽动症状。苹果和巧克力会引发最为严重的抽动症状。儿子对一些灰尘、真菌、花粉和化学品也高度敏感。通过避开这些食物，并接受过敏治疗，儿子现在过上了正常的生活。（来自金杰·维克姆，是她具有开创性的工作才有了 ACN 协会。）

*

我们十五岁的儿子从九岁起就患上了妥瑞氏综合征。由于对乳清高度敏感，儿子现在不喝牛奶，也不吃小麦制品。他对合成叶酸（标签上明确标明"叶酸"）反应非常大，在美国所有出售的面包和意面制品均含有合成叶酸。这种添加剂被美国食品药品监督管理局强制要求添加，用于预防脊柱裂。我们剔除了含有这种成分的食物，症状改善显而易见。几周之后，儿子偶然从一些面包糠炸鸡中摄入了这种成分，经历了四天的抽动症状严重发作。两者间的联系非常明显，我们已经知道儿子对这种叶酸不耐受。

*

我们一生中最严重的错误，是让我们儿子服用阿立哌唑（Abilify）治疗严重抽动症。这种药物是一种抗精神病药物，有时也用于治疗妥瑞氏综合征。儿子没有任何精神病或抑郁症的迹象，但医生还是给他开了药。这件事发生在几年前，尽管我们发现糖会导致儿子严重抽动症状，但当时的我们还不知道过敏反应也会导致抽动症状，更没听说过食物诱因。总之，儿子对阿立哌唑的反应非常吓人，这场噩梦一直还在持续。这种药不仅没能治好他的抽动症，还让他产生了其他的抽动症状，发展出了极度焦虑与强迫症。去查阅一下这种药的副作用，你就会知道它能诱发什么。可悲的是，这些影响似乎是永久性的，我们能做的所有一切都无法帮他脱离这种药物的影响。儿子确实因为这种药物而受到终身伤害。

＊

　　改造房子时我们掀起了一块长了霉、灰尘又多的旧地毯。九岁的儿子突然出现了严重抽动症状。我们不得不送他到医院急诊。从此，我们对儿子的过敏有了更多的认识。就我们的情况而言，改变环境确实带来了好处。

＊

　　通过尿液检查评估之后发现，我的孩子正面临念珠菌过度生长的问题。医生解释了肠漏如何影响神经系统。医生用一种抗真菌的处方药来治疗这一问题，而我们必须减少食用所有糖类。我曾经认为喝果汁有好处，后来了解到果汁中含有很多糖，我们开始把果汁冲淡，只留一点味道。避免念珠菌这一诱因极大地改善了儿子的抽动症状。

＊

　　消除过敏原帮助改善了儿子的抽动。我们撤走地毯，扔掉羽绒被，和浴室里的真菌做斗争。我们尽可能地剔除人工色素、香料、乳制品和玉米糖浆，这有助于改善儿子的行为。在过去六年中，儿子舔嘴唇的抽动最为明显，情况经常在秋天变得更加严重，到第一次霜冻才会缓解。经过这些饮食改变，儿子的舔嘴唇抽动在去年秋天变得不再明显。

为控制抽动开出的降压药似乎让我的儿子变得爱哭和易怒。几年前我在阅读了丹尼尔·G. 阿门（Daniel G. Amen）的《治疗多动症》（*Healing ADHD*）一书后，我同意让儿子尝试服用百忧解（Prozac）。百忧解对行为的影响相当巨大。我确信儿子的抽动与某种过敏有关联。通过将传统药物治疗与非传统的疗法相结合，我们找到了答案。

＊

我们改变了家庭饮食，不再食用小麦、乳制品、人工色素、加工食品及精制糖。是不是听起来很耳熟？医生还让我儿子服用一些营养补充剂，其中一些是能够镇定神经系统的天然抗炎剂。

几周之内结果惊人。五六种同时发生的简单及复杂运动性抽动、发声性抽动减少成一种运动性抽动。一年以来，我一直以为最坏的结果会在最忙的时候到来，如学校开学或者节假日开始，但却始终只有一种抽动，有时甚至完全没有。

我想如果我们更勤奋，说不定可以完全消除抽动。但我们遵循 80/20 法则①，这对我们是一个很好的平衡。儿子唯一的抽动对自己和他人来说都不明显，而且我们也不用剥夺他和兄弟们参加生日聚会、外出就餐之类的生活乐趣。

＊

本书作者的说明：我曾多次发表过下面这封最后的信。妥瑞氏综合征协会在 20 世纪 90 年代收到了这封信。因为想确保这封信能被公开，该协

---

① 80/20 法则又被称为二八定律、帕累托法则，该法则认为原因和结果、投入和产出、努力和报酬之间存在着无法解释的不平衡，若以数学方式测量这个不平衡，得到的基准线是一个 80/20 关系。——译者注

会最初的创始人之一埃莉诺·珀尔（Eleanor Pearl）将它寄给了我，她已经去世。我将这封信收录在此，既是对珀尔的尊重，也是来信人衷心的愿望。

我这一生饱受妥瑞氏综合征的困扰。我今年 42 岁，是一名医疗技师。15 年前我改变了饮食习惯，大幅减少了精制食品或红肉摄入量，生食更多的水果和蔬菜，并开始服用营养补充剂。但直到我不再食用玉米糖浆，特别是高果糖玉米糖浆之后，我的症状才完全缓解。不要觉得这都是我的"幻想"。我可以向你保证，这绝不是安慰剂效应。请别把这封信扔进废纸篓里，我强烈感觉这能够帮助其他人。

结论：这是一个选择问题

我们协会选择 Latitudes 作为通讯和网站的名称，是因为"Latitudes"一词的含义之一是行为和选择的自由。

决定付出努力识别和避免环境和饮食诱因纯粹是个人选择。正如一些来信人在他们的信件当中所阐述的那样，找到诱因、做出调整避开诱因的过程并不总是一帆风顺，道路也并不总是清晰明确。

和健康的许多领域一样，有的人愿意改变生活方式，希望新的努力带来改变；有的人因为可以理解的原因不愿意改变，又或是没有能力改变。

ACN 只是提倡选择这一观念，而人们如果不知道有什么选择，就无法做出选择。

没有必要把抽动症群体与这些类型的报告隔绝开来，而是要"保护"他们。实际上，知道这些可能关联的人越多，就越有机会实现自我发现，加深对抽动症的总体了解。

关于其他诱因的经验收录在《儿童抽动症自然康复指南》（家庭版）一书和 ACN 网站及论坛上。不断有类似本章中的诱因报告寄往 ACN 协会。

在这些报告中，来信人做出改变并监测反应，花时间将他们的发现和我们分享。随着时间的推移，有的人可能需要对他们的观察稍做调整。他们也许会遇到挫折，需要重新考虑下一步的动作。但每个人都清楚，就他们个人情况而言，抽动症之"谜"至少得到了一些解答。有了这些知识，他们会在缓解症状的道路上走得更远。

随着有关诱因知识的推广，抽动症群体将更有能力找出症状背后的线索，医护人员也将更好地帮助病人治疗抽动症。新的发现一定会出现。

基于目前没有对该领域的研究（第三章），可以明确的是，如果要坚持等待确切的研究报告发表，而不考虑自己寻找诱因，那还得等待相当长的时间。当然，这也是个人的选择问题。

第三章 分析探讨

- 相关研究在哪里?

- 抽动诱因的类型

- 抽动诱因怎么这么多?

第 **6** 节

相关研究在哪里？

常常有人问我，ACN（Latitudes.org）为什么只公开个人报告和调查结果，而不把学术期刊作为抽动诱因的主要信息来源。其原因很简单，就这一主题发表的研究寥寥无几。

我想，围绕抽动障碍最大的"谜"也许在于，对找出症状变化的原因所投入的创造性思考太少。对受到影响的人群来说，科学界对抽动诱因的广泛忽视危害极大。研究的缺乏绝不是我们协会的责任。我们曾多次鼓励对这一领域展开研究，但收效甚微。

读者们需要了解，医学界和主流科普团体完全不参与探讨，也毫不关注饮食、过敏、毒素和其他影响抽动症的潜在日常因素。而其他许多疾病对于诱因和相关主题的研究已经有所进展，不过这些课题通常也不能获得和药物研究同等水平的研究资金。

2017 年 6 月，美国抽动症协会称他们对遗传学研究投入的总额达到了2100 万美元。不幸的是，遗传学研究一直以来进展缓慢。对于本书再三强调的主题，该协会没有提供任何研究资助。唯一一项例外是对妥瑞氏综合征必需脂肪酸的研究，但该研究没有得出定论。

相关研究兴趣对比图表

本节中的图表反映了对一系列妥瑞氏综合征相关问题的研究兴趣。尽管图表中所列疾病的发病率不同，但数据依然表明抽动症领域严重缺乏引导。

如前文所述，人们普遍认为妥瑞氏综合征的风险因素并非全部来自遗传，还有高达 40% 的环境因素。这也让环境因素成为显而易见的研究对象；同时，高达 90% 的妥瑞氏综合征患者还患有其他并发症，其中多动症和强迫症最为常见。鉴于此，合乎逻辑的做法是针对妥瑞氏综合征展开和多动症等疾病类似的研究。图表中列出了对多动症的研究，请读者自行判断妥瑞氏综合征领域的研究是否落后。大家可以发现，图表对多动症的研究特别关注环境和饮食因素。

与偏头痛的研究进行比较

除了多动症，偏头痛也与妥瑞氏综合征有关。本书在第 21 页提到，在患有妥瑞氏综合征的儿童和青少年中，头痛和偏头痛的发病率增加了 4 倍。在针对偏头痛开展过研究的领域，我们也应该针对抽动症进行探索。你可以比较下文的图表，看看妥瑞氏综合征研究领域处在什么位置。

在 2017 年 9 月于生物医学数据库 PubMed 搜索妥瑞氏综合征及其他疾病，根据搜索出的论文数量制作出了下文图表。请注意，PubMed 网站显示学术文章的摘要，有时也可获取全文。从 PubMed 网站上搜索出的论文数量通常要大于实际上关注该主题的论文数量，这是因为 PubMed 的搜索结果经常包含与主题不甚相关的其他文章。考虑到这一点，下文的图表仅用作总体比较，以反映人们对这些主题的研究"兴趣"。

这些图表中的所有疾病没有直接的一一对比关系。例如，目前自闭症的发病率比妥瑞氏综合征高，而诊断为妥瑞氏综合征的人比因帕金森病患有运动障碍的人多。然而和妥瑞氏综合征的研究相比，对帕金森病的研究广泛关注包括过敏、饮食、环境、杀虫剂、污染在内的各种因素与诱因。

显然，对图表中所列的妥瑞氏综合征主题的研究可以忽略不计。抽动症群体应该发问：这次又有什么借口？

请牢记：以下是抽动症被宣传 45 年之后的现状

· 妥瑞氏综合征的基因研究"突破"目前只适用于妥瑞氏群体中的极少数人，且研究尚处在初步发现阶段。这些发现还不能作为症状的预防与治疗手段，不能对患者产生直接的影响。

· 区分抽动障碍亚群有助于确定不同病因和最佳治疗方法，但亚群尚未明确。

· 目前尚无不含副作用的有效药物。

· 40% 的妥瑞氏综合征被认为与"环境相关"，但抽动障碍几乎没有研究过这一主题。虽然最近的研究开始探索与免疫的关联，但就环境对抽动的作用而言，尚未向公众提供有用的指导与建议。

妥瑞氏综合征现在被认为是一种常见病，其发病率据估计高达 1/100（第 9 页）。

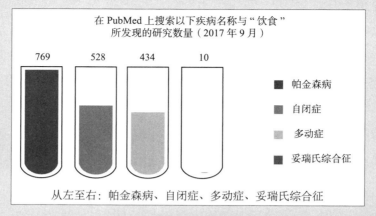

图 3-1　饮食相关研究兴趣度

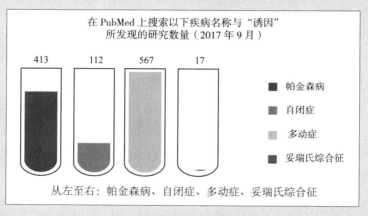

图 3-2　诱因相关研究兴趣度

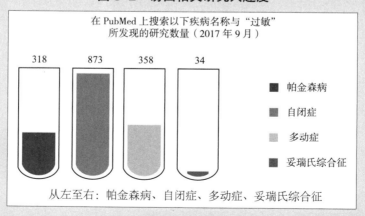

图 3-3　过敏相关研究兴趣度

尽管环境影响至少占发病风险的 40%，但对妥瑞氏综合征环境影响的研究兴趣远远少于其他疾病（第 1 页）。

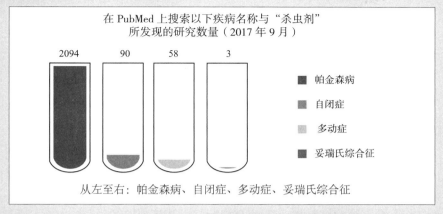

在 PubMed 上搜索以下疾病名称与"杀虫剂"
所发现的研究数量（2017 年 9 月）

2094　90　58　3

■ 帕金森病

■ 自闭症

■ 多动症

■ 妥瑞氏综合征

从左至右：帕金森病、自闭症、多动症、妥瑞氏综合征

图 3-4　杀虫剂相关研究兴趣度

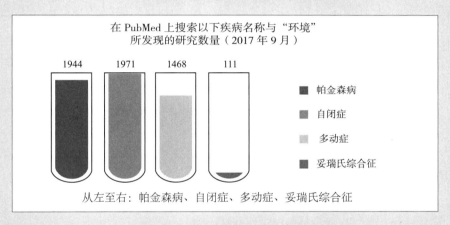

在 PubMed 上搜索以下疾病名称与"环境"
所发现的研究数量（2017 年 9 月）

1944　1971　1468　111

■ 帕金森病

■ 自闭症

■ 多动症

■ 妥瑞氏综合征

从左至右：帕金森病、自闭症、多动症、妥瑞氏综合征

图 3-5　环境相关研究兴趣度

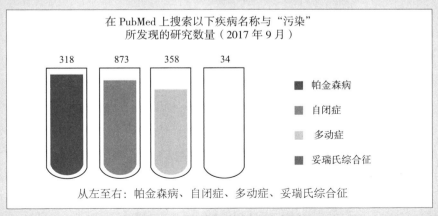

在 PubMed 上搜索以下疾病名称与"污染"
所发现的研究数量（2017 年 9 月）

318　873　358　34

■ 帕金森病

■ 自闭症

■ 多动症

■ 妥瑞氏综合征

从左至右：帕金森病、自闭症、多动症、妥瑞氏综合征

图 3-6　污染相关研究兴趣度

向前迈进

如果我们要发现引发抽动症的根本原因，提供更有效的预防与治疗，对抽动症与妥瑞氏综合征的研究需要向新的方向迈进。

当明确自闭症的发病率正以惊人速度上升时，媒体对此进行了广泛报道，学界开始认真研究环境对该疾病的影响。我们看到抽动症与妥瑞氏综合征的患病率同样在迅速上升，但关于发病增长的媒体报道在哪里？研究又去哪儿了？引导又在何方？

笔记：

第 7 节

抽动诱因的类型

美国综合神经治疗协会于 2003 年开展的在线调查记录了 1789 名参与者填写的抽动诱因。这种调查还是第一次，至今仍未被复制。在《儿童抽动症自然康复指南》（家庭版）上发表了调查结果之后，我们又从 Latitudes 网站论坛、线上通信及各种会议中收集了更多的诱因报告。下文提供的诱因列表也包含了这些反馈。

传统医学文献并不探讨过敏、饮食和环境诱因。因此我们可以预见，许多受访者在填写我们的调查问卷时不曾主动寻找过抽动症状背后的因果联系。一些研究会要求受访者记下数周日志以确定诱因，然后报告任何留意到的相关性，我们的调查与之相反。

考虑到这一点，许多受访者很可能正在经历诱因的影响，却完全没有意识。因此，本节中的列表可能遗漏了一些潜在诱因。另外，也有可能有人在填写问卷时假设抽动与某个特定影响因素有联系，但后来进一步的观察改变了他们的想法。

下文的诱因列表中是否就是最终确定的全部诱因？答案是否定的。这些列表是否证实了抽动症状就像其他疾病一样也存在诱因？是的，绝对是。

"妥瑞氏综合征"这一诊断标签是一个综合术语，无疑涵盖了许多尚未明确的细分亚群。未来的研究可能发现，抽动症患者中的某一亚群比另一亚群更易受到某种特定类型的诱因影响，但这一点目前尚不明确。

有人可能受多种类型或类别的诱因影响，也可能受某种特定类型下的多种诱因影响。图 3-7 显示了 8 种诱因类型，下文则将这几种类型进一步细分，其中毒素和过敏原被合在一起讨论。

一些诱因类型可能有重叠，有的诱因可能属于不止一个分类。虽然分组稍显粗糙，但我们仍然希望这些类型能有所助益。

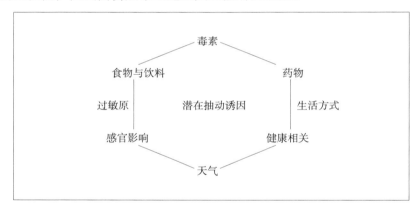

图 3-7　诱因的类型

抽动诱因的类型

生活方式抽动诱因

- 焦虑
- 汽车：新车（释放毒素）
- 乘坐汽车或公共汽车
- 使用手机
- 使用电脑 / 平板电脑
- 睡眠中断
- 无所事事（无聊）
- 电磁场
- 接触电子
- 情绪状态
- 兴奋
- 疲劳
- 住宅：住宅新建、发霉、改造、含过敏原

- 饥饿 / 低血糖
- 三餐不规律
- 晕车晕船
- 过度刺激
- 接触污染
- 阅读
- 用净化水洗澡
- 吸烟和二手烟；残留的烟味
- 精神和情绪压力
- 看电视
- 电子游戏（也见于下文感官抽动诱因中的视觉刺激）

感官抽动诱因

- 吃饭：某些特定的食物质地、吞咽动作
- 香味
- 听到关于抽动症的谈话
- 听某些音乐（快速的电音节奏）

- 化学品或食物的气味（也见于第83页的毒素与过敏原诱因）
- 看到其他人抽动
- 声音和噪声
- 出汗

- 味道，某些气味
- 温度，特别是高温；室内外温度变化大
- 触摸：皮肤接触衣服和其他物品；来自人的触摸

- 视觉刺激（对照片敏感），电视和显示器、平板电脑屏幕、手机、闪烁的灯，体育场夜间照明灯、车头灯、在电影院看电影、电子游戏

食物与饮料抽动诱因

- 酒
- 苹果
- 人工色素
- 人工香料
- 牛油果
- 香蕉
- 啤酒
- 咖啡因
- 蔗糖
- 奶酪，特别是熟成奶酪
- 鸡肉
- 巧克力
- 肉桂
- 柑橘类水果
- 玉米
- 乳制品
- 鸡蛋
- 发酵和腌制食品；德国酸菜

- 鱼，熏鱼
- 含有麸质的食品
- 高果糖玉米糖浆
- 加工肉类
- 谷氨酸钠（第59~60页，第159页）
- 硝酸盐／亚硝酸盐
- 纽特健康糖／阿斯巴甜
- 非有机食品
- 花生／花生酱
- BHT、BHA和TBHQ防腐剂、硝酸钠
- 水杨酸（第161页）
- 芝麻
- 熏制肉类
- 苏打水：含糖的、含人工甜味剂或人工香料、含咖啡因的苏打水
- 大豆
- 香料

- 草莓

- 各类糖果

- 番茄

- 含酪胺食物

- 醋

- 小麦

- 葡萄酒

- 含酵母食物

毒素与过敏原抽动诱因

- 须后水、古龙水

- 空气清新剂：插电式、喷雾式、汽车除臭剂和其他常规形式的空气清新剂

- 空气质量差，有雾霾

- 动物皮屑：如猫、狗、兔、仓鼠等宠物的皮屑

- 蜡烛：含化学气味蜡烛、石蜡蜡烛

- 地毯：新地毯、在清洁时更换（发霉的／有灰尘的）旧地毯

- 氯气和漂白剂

- 清洁产品

- 除臭剂

- 灰尘

- 废气；柴油和其他汽油烟

- 衣物柔顺剂

- 洗面奶

- 甲醛

- 美发产品、发胶

- 除草剂

- 熏香

- 虫咬

- 煤油烟雾

- 家具：新家具、经处理织物

- 洗衣剂：香味洗衣剂

- 真菌

- 油漆和油漆稀释剂

- 香水

- 杀虫剂、驱虫剂

- 松树

- 花粉：树木、豚草等的花粉

- 房屋改造：胶水、填缝剂、清漆、油漆、压制的橱柜板、地板等

- 防晒霜

（见第 90 页的药物）

天气相关抽动诱因

- 过敏季
- 气压变化
- 明亮的阳光
- 湿度变化
- 温度变化
- 高温
- 雨水
- 季节性变化

健康相关抽动诱因

- 念珠菌过度生长
- 牙齿相关：戴间隙保持器、牙套，做窝沟封闭、补牙；牙齿脱落
- 疲劳
- 发热
- 内分泌激素变化
- 感染：病毒性感染、细菌性感染、寄生虫；莱姆病、链球菌等其他感染
- 颌骨错位
- 低血糖
- 抽动引起的肌肉疼痛和疲劳
- 各类结构错位

可能诱发抽动症的药物

- 抗过敏药
- 抗抑郁药
- 抗组胺药
- 抗精神病药
- 阿司匹林
- 哮喘药
- 感冒药；减充血剂药物
- 胃灼热药物，如兰索拉唑
- 通便剂
- 治疗虱子
- 药用洗发水
- 刺激性药物
- 疫苗：见下栏

受很多健康、情绪、心理因素影响，个人对诱因的反应阈值可能会上下波动。另外，请注意，随着时间的推移，食物不耐受或食物敏感现象可能会有所变化，可能会有所改善，也有可能会恶化。

在因诱因导致的抽动发作期间，每个人对同一种诱因的反应严重程度不一样。对某种诱因的抵抗力或易感程度会随着免疫系统和其他因素的变化而变化。为了看清整体情况，最好保持记日志的习惯，并监测对暴露的反应。

一旦你确定了某样东西是诱因，指导原则是"避开它，避开它，还是避开它"。当然，除此之外还需通过综合医疗干预来减少整体的敏感性。

因药物引起的抽动增多

最近有文献表明，哌甲酯等用于治疗多动症的刺激性药物实际上不能导致或加重抽动症状。多年来，这类药物一直被怀疑具有此类副作用。目前的观点是，无论是否服用刺激性药物，抽动经常伴有多动症症状。但是，这一观点并不能获得所有患者家属的认同，因为根据他们的个人经验，在多动症发病后服用了刺激性药物或其他药物才观察到了抽动或抽动症状恶化。

　　同时，少量案例报告指出左洛复（Zoloft）、来士普（Lexapro）在某些情况下也是诱发抽动的药物。患者及家属还应认识到，除了单一药物能够导致易感人群发生抽动之外，联合用药也会产生协同效应，导致单一药物通常所不具备的副作用。如果你认为某种药物与抽动增加有关，请一定要告知你的处方医生。

笔记：

_____

_____

_____

_____

_____

_____

_____

_____

第 8 节

抽动诱因怎么这么多？

我相信读者们会喜欢下面这则故事。故事作者了解到潜在抽动诱因的数量之巨，最初的反应十分消极。他的报告《重新思考抽动诱因》（*Rethinking Triggers for Tourette Syndrome*）发表在 Latitudes 网站的妥瑞氏综合征家庭发言栏目中。

布雷克

我小时候就有抽动症，但在当时未被确诊。我妈只把它们叫作神经系统的小把戏，她和外婆都经历过。但我的抽动症却相当复杂，大部分抽动发生在我的眼部和双手，还有发声性抽动。之后我被诊断为妥瑞氏综合征。

我服用过十四种精神病药物。其中一些药物实际上让症状变得更糟。我还试过针灸和顺势疗法①，但它们似乎都只在短期内有效。

到了三十多岁，尽管服用不同的药物，我的抽动症依然连续五年非常

---

① 顺势疗法是在健康人身上产生疾病症状时，通过微小剂量的天然物质治疗疾病的疗法。——译者注

严重。抽动深深地折磨着我，我十分需要帮助。终于我发现了希拉·罗杰斯·德马雷写的《儿童抽动症自然康复指南》(家庭版)。但是我犯了一个"错误"，我从介绍诱因的章节开始读这本书。

向没读过这本书的人介绍一下，希拉所在的协会做了一项大型调查，公布了一份由个人报告的能够引发抽动的各种因素列表。因为人的个体差异非常大，诱因的可能性太多太多，从香味产品、食品添加剂，到灰尘和氯气，什么都有。我马上感到灰心。

我不知道该从哪里开始寻找诱因，这简直让人应接不暇。因此，我选择到 ACN 协会论坛上去发泄。记得我曾抱怨说要考虑这么多的诱因简直荒谬。有人回复我说，医生开的治疗抽动的药可能有严重的副作用，而且这些药从来没有解决抽动的真正病因，这才是荒谬。

她说得很对。许多人给了我帮助，在论坛上得到的支持也让我重新振作起来读完这本书。我读道："对有些人来说，单一诱因能够加重或引发抽动，但对其他人来说，可能同时存在几种诱因。暴露于诱因的程度与时间长短当然也有影响。"

这是真正的转折点。当读完《儿童抽动症自然康复指南》(家庭版)之后，我感到备受鼓舞，这感觉难以置信。我对书中太多的内容有共鸣。我最爱的部分是大家的来信，似乎有许多人都通过剔除某些食物而减少了抽动，不管他最敏感的东西是什么。小麦和乳制品经常被提及。正巧在几个月前，出于健康原因，我开始了血型饮食法（不同血型饮食不同），我注意到我的抽动稍微减少了一些。

现在我更密切地关注我的饮食。我避开了小麦、乳制品、玉米、土豆，尝试着避开咖啡因。

我发现抽动症状得到了缓解，这让我激动不已。我知道我走上了正确的道路，很快我就能享受没有抽动症状的生活。三年过去了，只要我吃得

"干净"，就不会抽动。过多的压力、咖啡因、含毒素食物会导致复发。我的情况已经大大好转。我意识到，人们愿意为了感觉"良好"做任何事，却唯独不改变他们的饮食。我知道这确实是一个人最难改变的地方，但它无比重要。

我鼓励每个患有抽动障碍的人怀抱开放的心态，看看可能的诱因，了解加重症状的种种因素，这值得你付出努力。

对这则故事的点评

一想到要找寻诱因就感到不知所措，这是可以理解的。诱因可能加重抽动，消除诱因可能改善或消除症状，尽管知道这些让人备受鼓舞，但要做的工作却看上去令人生畏。无论你最初关注的是饮食、过敏，还是化学品暴露，都需要一定的努力与专注。

许多患儿家长和患者靠自己识别出诱因，创造出了减少抽动的奇迹。另一个选择是向过敏专科医生、环境医生或综合医生寻求专业帮助。在Latitudes 网站论坛上收到的病友支持也会对你有所帮助。

为什么现在的人过敏这么严重？

与其问为什么第 7 节列出了这么多的可能诱因，也许我们应该问："为什么现在的人过敏这么严重？"

据估计，全球有多达 1/3 的人在一生中的某个时刻经历过过敏。身体的免疫系统对通常无害的物质发生反应，从而引起过敏。身体将无害物质识别为威胁，并产生过度反应。神经系统始终有可能受到各种各样物质带来的负面影响，这些物质包括汽油、玉米、真菌、狗皮屑等，范围非常广泛。和几十年前相比，当下过敏和基于环境的疾病数量还要多出许多。抽动障碍的发病率也相应地增长迅速。

研究人员已经提出了一系列可能导致过敏增多的原因。但目前对于起因尚未达成共识。对此的解释包括"卫生假说（hygiene hypothesis）"，假说认为现在的生活条件过于干净，孩子们没能暴露在足够多的病菌或过敏原之下，以刺激身体的积极免疫反应。正在探讨的解释还有：抗生素的使用增多，广泛使用对乙酰氨基酚（泰诺林，Tylenol），缺乏维生素 D，胎儿发育期间和儿童早期对包括电磁辐射在内的各种环境接触。疫苗在免疫疾病与自身免疫失调急剧增加中所起的作用仍有争议，并受到了越来越多的审查。

遗传、免疫、环境、情绪、感染这些因素之间的复杂关系会影响脆弱的神经系统。

对气味和其他化学品的反应

安妮·史提恩安尼医生（Dr. Anne Steinemann）于 2017 年 3 月开展的研究表明，有 33% 的澳大利亚人自述暴露于香味产品时会产生偏头痛和哮喘发作等健康问题。这些香味产品包括空气清新剂、除臭剂、个人护理产品、清洁用品、洗衣剂、家居用品，以及其他添加了香味的产品。史提恩安尼医生表示，一种常见的香味通常由几十种到几百种化学品混合制成。只要有香味，甚至连绿色产品或所谓的有机产品也能散发出污染。它们标榜能够改善空气质量，但事实却恰好相反。据报告，人们普遍喜欢环境中没有香味。[35]

越来越多的研究致力于探讨气味及其对神经系统的影响。在对偏头痛患者的研究中，70%~90% 的患者曾因化学气味诱发偏头痛。最严重的诱发因素是香水、清洁用品、香烟烟雾、油漆、汽油及汽车尾气。[36,37] 请注意，第 7 节也将这些类型的气味列为抽动诱因。

TILT 理论：不要轻视低程度暴露

低程度暴露能够造成超乎想象的问题。人们在考虑诱因问题时，倾向于认为只有数量很大或者"相当"大的事物才会引起反应。但《低程度、高风险》（*Low Levels, High Risks*）[38]一书打破常规，作者之一的克劳迪娅·米勒医生（Dr. Claudia Miller）断定，许多人已经对低程度的环境与过敏暴露产生了超敏反应。暴露程度可能非常之低，以至于人们想不到它们能够引发超敏反应。暴露程度可能确实很低，以至于其他人不相信，甚至嘲笑关于反应的报告和自述。

米勒医生认为对化学品的暴露造成了这种普遍的超敏反应。暴露可能源于产生主要影响的单一事件，也可能是对一种或多种低剂量化学品的持续慢性暴露。"今天"，米勒博士说，"我们正在见证一种医学上的异常现象，一种独特的疾病模式。这种疾病模式涉及十几个国家的化学品暴露人群，他们报告了多系统症状和新发的化学、食物和药物不耐受。"

米勒医生将这种疾病称为有毒物质引起的耐受性降低（TILT）。她认为急性或慢性地暴露于杀虫剂、溶剂、室内空气污染物等化学品，先是导致之前的耐受崩溃。此后，少量暴露于之前耐受的物品也会诱发症状。这些物质可能是交通废气、香味、药物，以及食物/药物组合等。米勒医生指出，这种反应可能涉及多种神经递质通路。[39]

我第一次读到米勒医生的文章是在皮特·拉德茨基（Peter Radetsky）的大作《对二十世纪过敏》（*Allergic to the Twentieth Century*）[40]一书中。这本书出版于 20 年前，拉德茨基在其中描写了多重化学品过敏、海湾战争综合征、病态建筑综合征，该书还提到有近 4000 万美国人报告对普通化学品存在不良反应。

在拉德茨基写下该书的时代，主流医学界坚决不承认化学品暴露有负面影响的说法，并诋毁对其进行治疗的医生。这一热点问题还涉及 1991 年参加海湾战争的退伍军人的自述。经过许多年之后，成千上万的退伍军人才获得了残疾津贴，被承认他们所描述的疾病不只发生在心理上。对化学品有生理症状反应的人越来越多，但争议仍然存在。

电子屏幕带来的特殊挑战

在《儿童抽动症自然康复指南》（家庭版）一书中，有患儿家属观察到孩子在看电视和（或）玩电子游戏时抽动更厉害的报告。洛杉矶的儿童与成人精神科医生维多利亚·邓克利（Victoria Dunckley）对此表示赞同。

邓克利医生根据研究和临床实践，指出暴露于屏幕，如移动设备、电脑、电子游戏的屏幕等能够加重抽动。她所著的《影响孩子一生的 28 天》（*Reset Your Child's Brain*）[41] 聚焦观看屏幕对当今孩子产生的负面影响。除了将抽动增加作为使用屏幕的可能反应，她还注意到现在的孩子发生多动症、睡眠问题、行为困难、压力水平高的概率更高。

邓克利有什么解决方法？她主张进行为期四周的严格"隔离"：不使用屏幕，再观察抽动症、学习成绩等问题的改善情况。她建议，如果你观察到"隔离"带来了症状的改善，你就可以制订更进一步的计划，毕竟电子屏幕难以彻底避免。

邓克利列举了许多可能引发问题的设备，这些电子产品充斥着我们的生活：iPad、iPod、iPod Touch、电子游戏、平板电脑、电子阅读器、手机和智能手机（包括旧型号）、笔记本电脑、台式电脑、电视机和 DVD 播放器。邓克利还强调，控制儿童对电子产品的访问会是一个重大挑战。

邓克利医生表示，负面影响不仅来自屏幕的视觉冲击，也来自它们的电磁辐射。

邓克利建议从孩子卧室里、汽车里移除这些设备，并将这些设备和家中的游戏机、电子教育游戏等游戏主机断开。

《影响孩子一生的 28 天》以患有抽动症的十岁男孩埃文为例。埃文很聪明，但在社交上很笨拙，并有一些注意力缺陷障碍。他的父母允许他每次长时间地玩电子游戏和上网。但父母注意到埃文的抽动会在这些时候"变得疯狂"。

邓克利医生建议埃文的父母不要让孩子接触电子产品。因为埃文在这些活动上花了大量时间，邓克利确信情况会有很大改善。然而两个月后，父母报告说埃文的抽动症并没有多大起色。邓克利博士惊讶于怎么会没有变化发生，鼓励他们看一看有没有屏幕来源被忽略了。

父母很快发现埃文还有两个隐藏屏幕：他床下有一台旧笔记本电脑；去亲戚家玩时也有玩电子游戏的机会。一旦剔除了这些屏幕因素，父母发现埃文变得更加快乐、更有条理，交的作业也更多。另外，他的抽动也变得可以忽略不计。

屏幕只是每天我们周围诸多环境影响中的一个。屏幕的普及程度和广泛使用，给家庭监测和控制带来了特殊的挑战。

笔记：

第四章 期待

- 忽视抽动诱因的伦理问题

- 棘手的诱因

- 识别出诱因之后

第 **9** 节

忽视抽动诱因的伦理问题

希波克拉底誓言：首先，不伤害

当我们出现脚痛、胸痛、反复胃痛、头晕或呼吸困难等症状，我们会把现在的症状告诉医生，期望医生努力寻找问题背后的原因。

但如果你的主诉症状是抽动呢？你可以用一张简短的列表对你的抽动进行归类。（第 8-9 页）除了一些特殊情况，医生通常不会费工夫了解到底是什么导致了异常行为或发声，只是让患者回家观察。

这样的做法不仅没有帮助，反而可能有害。具体而言，如果涉及诱因，就意味着患者可能继续暴露于同样的过敏、食物与毒素的影响之下，而恰恰是由于这些原因患者才在最初选择就医。

想象一下一天之内打了 100 次喷嚏。警报马上响起，医学调查开始展开，誓要找出究竟是什么引起了不正常的打喷嚏。然而一个人可能在一天内不受控制地叫喊一百次，或是抽动脖子一百次，得到的建议却通常是：

- 很抱歉，但这是遗传问题，你对此也无能为力。

- 别担心，孩子长大之后抽动也许就消失了。

- 好吧，你得做好准备，抽动症时好时坏，时有时无——我们也不清楚原因。

- 如果你的抽动持续一年的话，就有可能是妥瑞氏综合征。

- 试着缓解压力。如果抽动不消失，再讨论药物治疗。

这样的建议不仅没能探索病因，而且还推荐了可能产生严重副作用的药物。

这是长期以来的治疗方式，就连主流医学界也未曾质疑过它。但是，医生们肯定希望能为患者提供更好的选择——更安全有效地改善症状的方法。

鉴于人们普遍认为现在针对抽动症的治疗不尽如人意，忽视抽动诱因的潜在作用就不合情理。了解诱因如何影响抽动症，能够为改善抽动症状提供必要的现实希望。对某些人来说，关于诱因的知识可能正是他们需要的关键答案。对另一些人来说，诱因至少可能是一部分答案，可以让他们减少对传统疗法的依赖。

并非所有人都有兴趣寻找诱因，而一些寻找诱因的人可能找不到，又或是无法避开诱因。但无论是哪种情况，诱因的概念根植于常识。努力识别饮食、过敏、环境诱因，这是对待许多疾病公认的重要实践，对抽动障碍也理应如此。

抽动症传统疗法的缩影

氟哌啶醇（Haloperidol/Haldol）、哌咪清（pimozide/Orap）、阿立哌唑（aripiprazole/Abilify）是目前美国食品药品监督管理局批准的用于治疗抽动症的药物。每一种药都是抗精神病药物，有可能产生严重且危险的副作用。

- 抗精神病药物有时甚至会开给年仅三岁的儿童。这些药物因其潜在的严重副作用而臭名昭著，其中一些副作用可能是永久性的。其他一些副作用包括肌张力障碍（持续痉挛和肌肉收缩）、肌肉强直、震颤、严重焦虑、自杀倾向，甚至死亡。
- 部分其他类型的药物有中枢肾上腺素能抑制剂、抗抑郁药物、抗癫痫药物。虽然这些药被认为比抗精神病药物要安全一些，但一般来说还是会产生不必要的副作用。
- 患有严重抽动的成人和青少年也可以通过大脑植入电极进行深脑刺激。深脑刺激可能产生的副作用包括癫痫、感染、严重的行为变化、精神错乱、脑卒中以及由植入硬件引起的并发症。

根据《今日帕金森新闻》(*Parkinson's News Today*) 2017 年的一篇报告，深脑刺激手术费用可高达 65 000 美元 / 人，头三年更换电池还需在此基础上增加 10 000~20 000 美元。

可悲的是，深脑刺激一般是尝试各种药物治疗失败之后的选择。这些药物包括至少一种经美国食品药品监督管理局批准的抗精神病药物。如前文所述，这些强效药可能会导致残疾和永久性痉挛、震颤和肌肉强直，这些情况都可能导致患者选择深脑刺激这一侵入性手术。

作为避免药物治疗的方法，提倡对抽动症进行综合行为干预（第 16 页）。这种干预对某些人是十分有益的，对身体也不会产生副作用。然而，在不清楚对饮食、过敏、毒素的暴露可能与症状有关的情况下，人们为什么要费力训练、不断调整他们的习惯呢？避开这些类型的诱因之后，可能就不再需要不断训练与日常实践，又或者能作为它们的补充。

你还记得读过这些案例吗？

■ 男孩的抽动症太过严重，不得不用四肢爬行。（第 59–60 页）

■ 男士在成长过程中，妥瑞氏综合征变得非常严重，以至于过着离群索居的生活。药物治疗无济于事，这让他的父亲崩溃哭泣。（第 44–47 页）

■ 女孩无法正常阅读，因为她的脖子一直向后抽动，会用手扯掉书页。（第 52–53 页）

■ 男士为了控制抽动症尝试了 14 种精神药物，其中几种药甚至加重了病情。抽动症深深地折磨着他，直到成年之后他才找到了他的诱因。（第 89–90 页）

■ 女孩同时出现了四种或五种抽动。持续的强烈手臂抽动导致她肩膀疼痛，她还出现了类似小动物叫声的发声性抽动，女孩因此而流泪。（第 57–58 页）

■ 男孩因为手不听使唤，无法自己进食。有时他因为抽动无法开口说话。他的父母说看着他这样十分痛心。（第 51–52 页）

在这些案例中，以及本书的其他报告中，识别和避开诱因都能消除或改善抽动的症状。

我们必须要问：如果连症状的可能诱因都没有和患者讨论过，更没有专业地寻找过诱因，就为了减少抽动而开出危险的药物或进行深脑神经手术，这在伦理上说得过去吗？

该领域的领导者需要被问责

基因研究是有价值的，研发出对抽动症安全有效的药物也将是大家乐见的重要一步。然而，站在患者的角度来看，这些努力将产生的积极影响对他们目前而言可望而不可及。

在投身这一领域 25 年之后，我已收集到了证据，证明医学政治在阻止人们认识到饮食、过敏、环境抽动诱因的作用。

这是一个十分基础的概念：如果你想解开一个谜团，就必须捋清所有线索。然而当医生、患者、患者家属向颇具影响力的医学委员会美国抽动症协会（妥瑞氏综合征协会）报告抽动诱因之后，后者却没有负责任地后续跟进。之所以单单提及该协会，是因为它是这一领域最具影响力的声音，也获得了最多的资金支持，每年有几百万美元的预算。我还知道，他们很清楚 ACN 协会开展的工作。

每年发表的新研究和学术报告成千上万，不能指望繁忙的临床医生时刻跟上进度。正是"意见领袖"为医生过滤信息，帮助他们制订更好的预防、诊断以及治疗方案。医护人员未能得到重要信息，对抽动障碍的环境、过敏、饮食影响的研究也未能得到推进，这些领导者应该为此负责。

公众有权知道以下问题的答案

已有研究认为，过敏与抽动症之间有关联。公众和医学界何时才能认识到这种联系，以便他们能够自己探索可能的关联？什么时候才能鼓励对这一领域进行更多的研究？

已经证实饮食中的合成添加剂能诱发包括多动症在内的多种疾病；同样的，它们也可能会诱发抽动症，这一事实什么时候才会被抽动症的预防和治疗方案纳入参考因素？

什么时候才会警告人们，暴露在汽油烟、废气、杀虫剂、香水、香料、空气清新剂、挥发性有机化合物、除草剂、甲醛、氯气等常见环境化学品之下，可能会加剧抽动症？

饮食会影响许多其他疾病；同样，食物不耐受和食物过敏也可能对一些人的抽动症产生影响，这一点什么时候才能成为常识？

狭隘认知的背后

著名的营养学专家亚伯兰·霍佛医生（Dr. Abram Hoffer，1917—2009）在一次采访时告诉我："新的观点一般需要两代人才能被接受，事关医学甚至可能需要 50 年，因为庞大的一元化医疗机构只有一个使命——维护自己的领地。"

这就是阻止进步的原因吗？这是否可以解释，为什么其他一些学科掌握了一些抽动障碍的答案，而神经学、心理学、精神病学领域的人士却似乎不愿与这些学科的专家合作？这些学科包括过敏和免疫学、胃肠病学、内分泌学、毒理学、环境医学及营养医学。

我们的一位成员提出了另一个动机，他引用作家厄普顿·辛克莱（Upton Sinclair）的话："当一个人拿到薪水是因为他对某样事物不理解，就很难再让他去理解这件事物。"有人进一步指出，食品和药品行业的影响力无孔不入，却又是潜移默化的。

患者和家属为什么对潜在抽动诱因一无所知，我留给其他人去探寻。

什么样的借口都站不住脚。患有妥瑞氏综合征和其他相关抽动疾病的儿童、青少年及成人的数量不断增加，而领导者们还在等待，还在等什么呢？

压制抽动诱因的信息不仅不合乎伦理，更是残忍且有害的。但这种情况在这一领域从来都没有停止过。

第 **10** 节

棘手的诱因

寻找诱因有运气不错的时候。减少了饮食中的糖分，剔除了合成添加剂，你就会发现抽动症得到显著改善；或者你会连起线索，发现过敏季一开始抽动便出现；又或者重装厨房向空气中释放了甲醛和其他有毒物质，你发现重装之后抽动也会跟着开始。然而，通常情况却是需要反复试错才能得到想要的答案。

按照过敏专科医生桃瑞丝·拉普的建议，为了更快地找出诱因食物，你可以列出你最喜欢的五种食品和两种饮料，查看它们的成分，然后停止摄入所有含有这些成分的食物。在一周或更长时间之后，观察抽动症状是否有所改善。如果抽动症状减轻，再把这些成分重新添加回饮食里，每隔几天添加一种，看看可否查明是哪种成分引发了症状。

不同类型的诱因可能会同时影响症状，因此记录下你的观察相当重要。我们很少单独吃一种食物，一顿饭里常常要吃许多种东西，例如一道菜里会用到的食材有很多种。如果早餐过后你发现抽动增加，那么具体是什么引发了这一问题？如果你没办法很清楚地知道，那最好把吃下的所有食物及食物的成分都记下来，在有空时将食物和症状的变化进行参照对比，最好也记录下这些食物是否是有机食物。有任何特别的事件，或发生了环境暴露，同样也要记录下来。请阅读本书第 12 节，了解如何从 Latitudes 网站获取有用的工具表单。

同样的，在吃完比萨之后如果抽动症状增加，你就应该查明是小麦，还是因为比萨面皮中的任何成分，例如酵母或面团改良剂？是番茄酱，还是其他酱料？是比萨的调味品，奶酪，添加的配料？答案并不是很容易就可以被分析出来，不过如果有饮食记录的帮助，就可以找到蛛丝马迹。

请在这个过程中保持开放的心态。而且，不要因为别人报告某种食物影响了其症状，你就认为自己也受同一种食物影响。因为每个人抽动诱因是不一样的。

有的食物常常被报告为诱因，它们不仅是抽动症的诱因，同时也是多动症、自闭症等疾病的诱因，有些人一开始就把注意力放在这些食物上，牛奶中的酪蛋白和麸质经常成为他们的关注对象。对有些人来说，避免食用含酪蛋白和麸质的食物对缓解抽动症状十分关键；但对有些人来说，这样的饮食限制则没有必要。同样，有些孩子可以每天都吃花生酱，但有一小部分孩子即使摄入极少量的花生酱也会招致悲剧。我们每个人在生理上都不同。

熊猫病、PANS 等让诱因问题更加复杂

有些情况会让寻找抽动诱因变得更困难。例如，如果一个人过度疲劳，高度焦虑，或是正在生病，那么与他处在休息、健康及平静时的状态相比，即使发生了同样的暴露，诱因带来的麻烦通常也更大。正值过敏季，有超

量暴露等情况，也会让有些人在此特殊阶段产生比其他时候更大的反应。

在不同情况下，反应水平差异之大，经常大到让人费解，甚至怀疑某种确实是诱因的食物是否真的是诱因——情况反之亦然。要想找到答案，我们要长久地密切关注症状变化的模式。

疾病感染会使诱因变得复杂

疾病感染会影响肠道健康，让部分人更容易产生食物过敏和免疫反应。另外，病毒、寄生虫或细菌感染可能引发脑部炎症，导致抽动。例如，由蜱虫传播的细菌会引发莱姆症，莱姆症的症状有时会被误诊为妥瑞氏综合征。

熊猫病（PANDAS）是一种儿童疾病，全称是"伴有链球菌感染的小儿自身免疫性神经精神障碍"，该疾病是对引起大脑炎症的链球菌的自身免疫性反应。熊猫病由苏珊·斯威多医生（Dr. Susan Swedo）和她的同事在 1998 年首次定义。该病的诊断标准在此之后不断被调整。在熊猫病中，痛苦的转变通常来得非常突然，包括严重的强迫思维、强迫行为、抽动，并伴有恐惧、分离焦虑、感官敏感、情绪波动、幼稚言行、进食障碍、多动、突然尿床或 / 和学习障碍等一系列症状。这些症状可能非常严重，引发身体衰弱。

之后，人们认识到其他类型的感染也能引发这些症状。换句话说，免疫反应并不局限于链球菌。小儿急性发作性神经精神综合征（PANS）在此时被发现。熊猫病是 PANS 的亚型。

PANS 是一种复杂的疾病，需要专家进行评估干预，本书不对其做全面讨论。针对不同诱因性质的感染，抗生素、抗病毒药物或抗真菌剂可以作为第一道防线。在某些情况下，静脉注射免疫球蛋白（IVIg）和 / 或血浆置换也被用来处置异常和错误的免疫反应。因此，早期确诊也很重要。

医学界和科学界对什么是诊断与治疗 PANS 的最佳方法争议很大。一些医生拒不接受 PANS 这一概念。除此之外，不同的医生对这种病的治疗方法也各不相同。请登录 pandasnetwork 网站，了解最新的研究进展。此外，ACN 网站上的 PANDAS/PANS 论坛中，也为应对此种疾病提供帮助，介绍前沿理念。

根据诊断指南，对 PANS 的诊断应该排除典型的强迫症、厌食症、妥瑞氏综合征、小舞蹈病、暂时性抽动障碍、双相情感障碍、自身免疫性脑炎及其他更加罕见的疾病。PANS 协会（PANS Collaborative Consortium）在 2013 年得出结论：虽然转诊到神经科医生或风湿科医生可能会有帮助，但这些亚专科医生可能在精神病症状学评估方面没有经验。该报告建议，评估 PANS 的责任应该由初级保健临床医生和儿童精神科医生承担。该报告全文可在网上免费获得。想要在这方面了解更多，请搜索"2013 年 PANS 共识会议（2013 PANS Consensus Conference）推荐信"。[42] 也可搜索 2017 年 7 月的最新版本："针对小儿急性发作神经精神综合征（PANS/PANDAS）治疗指南（修订版）。"

美国综合神经治疗协会出版了《孩子变了：该不该考虑熊猫病？》（*Your Child Has Changed: Should You Consider PANDAS?*），可作为患儿家庭的入门读物。

当应对 PANS、莱姆病或其他感染时，我们建议患者家庭在寻求医学治疗的同时，也要对饮食、过敏、环境诱因提高警惕，坚决避开所有已识别出的诱因。在这一阶段，诱因引发的反应通常更加剧烈。

应对"掩盖"现象带来的挑战

"掩盖"现象可能让寻找诱因过程变得更复杂。"掩盖"意味着你的身体已经尽最大努力去适应对自身有害的东西，这些有害的东西可能是食物、过敏原或毒性物质。身体可能会产生疲劳、消化不良、抽动或头痛等慢性症状，但你无法将这些症状和某样具体的东西相联系，因为你经常接触它。

如果你经常喝无糖汽水，怀疑无糖汽水加剧了你的抽动，在一天之内加大无糖汽水的饮用量并不能发现多少问题；相反，你应该停喝几天无糖汽水，让自己"不再被掩盖"。接着，再以饮用无糖汽水做测试，观察它是否是诱发抽动的问题所在。

克劳迪娅·米勒医生在其个人网站上写道，如果一个人对多种诱因敏感，处理"掩盖"问题就会尤其困难。

虽然"掩盖"问题会带来挑战，但它不是不可战胜的困难。很多人正是因为意识到这一点，才找出了抽动诱因，而且这也是食物排除法（elimination diets）背后所隐含的观念。如果需要帮助，可以咨询环境医师或过敏专科医师。

广撒网式找诱因

当你开始头脑风暴，思考是什么导致了抽动时，要尽可能将有影响的情况都纳入考虑范围，提醒自己不能只揪着食物单一因素不放。在寻找毒性物质或过敏原时，不能只局限于你熟悉的家庭环境，也要探寻其他哪些地方可能也会有。

你可以复印一份第 7 节中列出的可能性诱因，删掉那些你已经明确不是诱因的项目。例如，小孩子是不会喝酒的，可以把这一条划掉。再看看列表上还剩些什么项目，勾选出你认为对你而言最有可能的诱因项目，进一步缩小观察范围。

和他人进行充分的讨论，有时能帮你确定需要重点关注哪些地方，也可以配合第 12 节的日志一起使用。虽然这个过程需要你像个侦探一样不断寻找，但没有什么比找到答案更有价值和令人兴奋的事了。

在开始前要先有明确的计划

寻找抽动诱因没有所谓对或错的方式。但在开始寻找之前，最好先落实一些基本条件。下文概述的步骤比较容易完成，可以将这些基本步骤作为你寻找诱因的起点。

也许你有家族史，引导着你向某个特定方向寻找，又或者你通过观察已经有了一些线索，让你想使用某种特定的方法来寻找答案。这些都没问题。另外，有些人决定"全力以赴"，一开始就探索所有他能想到的与症状相关的可能性因素，并同时避开它们。急于缓解症状的抽动症严重的患者经常用这种毕其功于一役的方法，通常他们会待症状稳定后，再来一项项确定哪个特定的因素是与症状最有相关性的。

★开始进行时的基本步骤

建议将以下的基本步骤作为起点，因为其中的一个或几个步骤很可能对你的抽动症有着重要影响。如果不提前解决这些问题，你可能浪费大量时间做不同的尝试。况且，这些改变本身就对健康是有益无害的，且对症状也有一定帮助。另外，如果以下任意一项是你的主要诱因，持续暴露接触这一诱因的话，就更难找出其他潜在的影响因素。因此，建议从以下基本步骤开始：

> 不吃含有咖啡因、食品香精、色素、防腐剂的食品。阅读食品标签，
> 严格饮食，持之以恒。

> 根据之前的观察，从现在起记录下任何你怀疑会加重抽动的食物。
> 刻意避开这些食物。

> 减少摄入含糖食品，不使用如纽特健康糖、怡口糖等人工甜味剂。

> 用天然无味的产品取代家中有化学香味的产品。

> 打造一间无过敏原卧室。

> 减少或限制一天中看电视、玩电子游戏和使用屏幕的时间。

> 尽量吃有机食品，喝纯净水。

经过几周的努力，如果你发现抽动的严重程度或出现频率有所下降，请记录下来。在你寻找诱因的过程中，请持续执行以上所建议的基本步骤。

配合使用日志

如果你愿意使用日志，用它追踪饮食、暴露、症状的情况，记录压力大、生病、去了新地方等任何可能影响抽动的特殊事件，你将会发现这样可以帮你厘清问题点。这会是一件值得你去努力做的事，因为如此细腻的观察会有助于你找到和抽动之间的关联性。

为了帮助你，我们专门为抽动症研发了几种不同类型的日志。第12节重点介绍了这些日志，并附有使用建议。你可以从 ACN 网站上免费下载打印这些图表。

你也可以使用其他公司或机构提供的日志或应用程序，如用来跟踪记录减重或偏头痛的日志或程序，并根据你的使用情况进行调整。关键在于

定期记下正在发生的事，即使当时你并不认为这些事很重要，但日后对日志的资料进行分析的时候，这样的资讯会有助于找到问题背后的原因。

笔记：

第**11**节

识别出诱因之后

一旦找出了抽动诱因，接下来就该决定对其采取什么措施。例如：

- 可能发现配偶的古龙水或香水让他困扰，但他不想承认自己对化学品过敏。
- 为了避开毒素或过敏原而改变家庭环境，配偶或家人可能会对此持不同看法。有的人可能急于改变，有的人则不想改变，或者认为改变了也不会有差别。
- 家长们可能注意到孩子最爱的某些食物会影响他的抽动症状。但孩子已经在忍受抽动症的折磨，家长不忍心让孩子失望，不让他吃这些食物。

这些都有可能成为你需要处理的典型问题，因此要先准备好对策，好好想办法去一一克服。

谈到孩子与饮食这一话题，自然会想让孩子高兴。但家长需要明白，有抽动障碍的孩子，他的神经系统是失衡的。由于很多可能的原因，孩子可能是高敏感型或过度兴奋型。因此，我们的目标应该是让孩子的神经系统变得更健康且不要过度反应。如果挑选的食物破坏了平衡，就要解决孩子饮食中存在的问题。家长当然不想让孩子失望，也不想制造过度的紧张。但请时刻牢记孩子的长远利益，朝着设定的目标不懈努力，争取找到安全的替代物，并尽可能地为孩子准备这些食物。你的收获会远远超过付出的努力。

对于偶尔的饮食失误，有些人可能不会有明显反应，这要看当时的具体情况。但对于有些人而言，少量的暴露也可能引发严重的反应。在这种情况下，持续的接触无疑是有害的。如果有些东西确实使症状变严重，并且我们能够对它加以遏制，那么在可以时避开这种事物就很重要。

每一天，每个人都在为自己做出和健康有关的决定，这些决定通常和饮食、锻炼和生活方式有关。有些成年人可能宁愿忍受某些抽动，也不愿承受抽动症药物带来的副作用。有些成年人可能会继续沉迷于某种他们明知会加重抽动的行为。这些都是他们自己的决定。然而对孩子来说，理想的情况是家长承担起责任，为孩子提供最有益于健康的环境，包括照看孩子的饮食，避免孩子接触毒性物质和过敏原，确保他们睡眠充足，以及为他们提供情绪支持。

找到你的平衡点

在最近的一次会议上，一位男士同我攀谈：多年来他饱受抽动症折磨，但在一次欧洲旅行期间，他竟然发现症状明显减少了。他意识到比起平时在美国的饮食，他在欧洲吃的加工食品要少得多。加工食品往往添加了化学品和/或廉价的氢化脂肪，营养比天然食物少。他的抽动症得到了极大缓解，受此启发，他决定回美国后只吃非加工食物，并不再摄入奶制品和谷物。饮食的改变极大地减少了他的抽动症状。

接下来的一个月，我通过电话询问这位男士的情况。他说，虽然他知道改变饮食能给他带来好处，但他真的特别喜欢美食。这位男士选择了一种快乐折中的方法，他不再吃大多数诱发他抽动的食物，但依然会不时享受一些本该剔除在饮食之外的食物。因此，他还是会出现轻微抽动，但他认为可以忍受。

如果其他家庭成员也遵循同样的计划，人们往往更容易贯彻某种饮食方式，或者更容易适应环境的改变，例如使用无香味的个人产品。

我们都知道，家长无法完全掌控孩子一天当中吃些什么、做些什么。随着孩子年龄的增长，他们会更想由自己来决定如何对付抽动诱因。当孩子最后离开家去上大学，或者离开父母一个人住的时候，任何情况都有可能发生。孩子维护自己的自主权很正常。如果已经确定了抽动诱因，孩子会在抽动造成的社交影响与自己愿意做出的改变之间做出平衡。抽动的严重程度，改变需要付出的努力，孩子是否体会过避开抽动诱因带来的好处，同伴压力，不断变化的个人情况等，都有可能让孩子的动力变得不同。在这段时间里，请尽量试着找支持的团体，可以让自己有动力和信心继续努力坚持下去。

密切注意意外情况

仅仅通过改变饮食或者周围环境就能让每位患者所有的抽动症状得到控制，这样说是会误导人的。因为一些案例中，重大的健康或情绪问题可能会摧毁你为了改变坚持付出的努力。但这并不意味着避开诱因不重要，请在任何可行的时候努力避开诱因，同时也解决其他的需求。

对化学物质敏感的人在户外也要一直保持警惕，避免接触污染物、杀虫剂及过敏原的影响。高尔夫球场或运动场看上去鲜嫩青翠，但上面也许全是刚刚喷完的除草剂或杀虫剂。对公司工作区域的翻修也许已经过去很久，但新的地毯、油漆以及家具都有可能释放有毒物质。

托儿所的房间看起来干净亮堂，但它可能被刺激性化学品清洁过，房间的墙上、裂缝裂口里可能还涂有防治害虫的产品。去爷爷奶奶家是一次不错的休息，但如果奶奶喷香水，爷爷抽烟，又或者家里发霉，橱柜里放着含糖的加工零食，去爷爷奶奶家玩也许会引发问题。

下面的例子可以说明杀虫剂暴露能隐蔽到什么程度。《儿童健康与环境》（*Child Health and the Environment*）[43]中有关杀虫剂的章节提到了杀虫剂自动喷雾器，这些喷雾器经美国国家环境保护局（EPA）注册，被用来杀灭餐厅、学校、超市、托儿所及其他特定用途场所的室内飞虫。

这些喷雾器可以频繁到每15分钟就喷洒一次细雾，也可以按设定进行喷雾。虽然推荐在非工作时间使用，喷雾器也附有安全须知，但对它们的实际使用情况却少有监督。你可能根本就没发现有这些喷雾器存在。公共场所还有类似的喷洒空气清新剂的自动喷雾设备，空气清新剂中往往含有毒性物质。

请去了解你所在的公司、社区、学校有哪些关于环境的规章制度，在必要时进行介入，你的问题和讨论可以帮助教育其他的人，一些线上资源为应对这类情况提供了建议；同时也请牢记，暴露于有毒物质和过敏原的环境，影响健康的层面极深远，而抽动症状只是其中之一。

能避开的就要尽可能避开，在你最能控制的家庭环境中，你更要主动出击。

使用激励图表，培养新的习惯

无论年龄大小，改变饮食都不容易，更很少受人欢迎。在享受美食时没人会喜欢受到限制。成年人通常较成熟，能够衡量调整饮食习惯的利与弊。然而，对孩子而言，我们要做的是让他们服从安排，而不是制订铁血规定。

为了帮助引导孩子，ACN 网站提供免费下载的彩色 PDF 贴纸和激励图表，其中很多可以用来鼓励孩子服从安排，保持热情。这些贴纸和图表极易下载打印。ACN 的高级会员可以在打印前线上填写图表中的文字，无须手写。

第 12 节中有我们专门为寻找抽动诱因研发的表格资料，其中也包括青少年和成人可用的图表工具。

一定要清晰地告诉那些正在适应饮食改变或其他改变的人，你支持他们。无论正在经历怎样的改变，你都要明白，改变是非常困难的，但却值得为之付出努力。要减少在有毒素暴露的场所活动，例如不去游泳池或者用过除草剂的运动场，对有化学品过敏的孩子要特别注意这一点。

从过去许多人分享的经验来看，饮食的改变通常会有加成的效果。如果你可以得到老师、朋友和家人的支持，会更能达成这个目标。

找出敏感的根本原因

我经常告诉抽动症患者，要将局部肌肉的小抽搐、身体躯干肌肉的抽动、异常发声视作某种潜在疾病或生理失衡的症状。抽动症患者通常还伴有其他一种或几种健康问题，例如持续性疼痛、痉挛、感觉不舒服、触觉敏感、热敏感及光敏感。妥瑞氏综合征患者的常见问题还有消化问题、偏头痛、头痛、夜惊、睡眠障碍、尿床、说梦话、视觉缺陷、呕吐等。

既要尽可能地避开诱因，也要从总体上思考上述所有的症状。鼓励你的医生充分地考量你正在经历的所有症状，而不只仅仅关注抽动症。必要时可以要求转诊到其他专家来解决你的问题。不要忽略任何的可能性，因为这些都有可能帮助你找到敏感的根本原因。

除了了解过敏情况和饮食方式之外，还要考虑其他的可能：也许存在生化失衡，也许毒素过量需要排毒，也许是消化道内的念珠菌过量，身体不对称也可能对神经系统造成压力，还有补充营养的需要。在《儿童抽动症自然康复指南》（家庭版）一书中，专科医生对处理可能伴随或导致抽动症的健康问题给出了建议。

免疫系统通常能够得到加强，复原能力也可以提高，某些诱因因此不再像最初那样棘手。加强免疫系统或减少体内应激反应水平需要在专业的帮助下进行。在此，我鼓励你去寻求必要的帮助。

第五章中介绍了多种工具，将帮助你对抽动诱因进行识别和处理。

笔记：

第五章 / 行动

- 可以帮助寻找诱因的辅助工具

- 如何支持这项工作?

第 12 节

可以帮助寻找诱因的辅助工具

无论你是第一次寻找抽动诱因，还是希望对原来的方法进行微调，你都可以在我们专门的诱因资源网页上找到辅助工具。这一线上专题是本书的补充，你可以免费使用。

希望在你识别和避开抽动诱因的过程中，这些工具能给你带来帮助。

我们多年来为 ACN 网站会员提供支持，知道人们通常能够依靠类似本节中的图表和日志，开启与亲人的对话，鼓励他们继续努力，记录下新的计划和想法。

填完的表格包含丰富的信息，可以随时用来做分析，或者督促你继续努力。有些读者可能发现他们并不需要日志和图表帮忙，而有些读者甚至会在本节的基础上开发出自己的方法。我衷心希望每个人都能找到适合自己的独特方法。

抽动诱因记录日志

　　设计"抽动诱因记录日志"是为了让你记录抽动症状，同时也记下饮食、环境以及其他影响因素。请将日志好好地保存起来，它可以为寻找诱因提供宝贵的线索。最好一次多打印几张，这样你就可以随时记录。

　　为了对比日志，也为了将来参考，可以用文件夹保存填完的日志。你可能很快就会发现日志中的记录项目与抽动症状存在联系，也可能需要极大的耐心才能确定其中的关联性。

☑ 代号

　　可以设计一套你自己的代号来记录日志，例如用"声"代替"有声抽动"一词。如果你经常吃某种食物，重复开展某项活动，就可以用代号简洁地表示。但要注意食物的不同成分会产生不同的影响。要是你习惯早餐吃面包片，除非你每天都吃同一种面包和面包酱，否则单单记下"面包片"是不完整的。你需要确切地写下具体的面包和面包酱，否则会忽略某些可能影响抽动的食物成分。如果你不想重复地记录食品的成分，对一种食品只想记录一次，请使用本书的"成分记录表"（见第 127 页）。

☑ 摄入量

　　食物和饮料的摄入量通常会影响抽动发作。请找到一种方式，记录与平时相比你的摄入量是否有明显的增多或减少。但请注意你的目标不是减肥或增重，卡路里不是你的重点。你要关注的是某种食物是否对神经系统产生了影响。如果某种果汁你通常喝 8 盎司，可以只记下果汁的种类，不需要每次都标明摄入量。但如果你整整喝了三杯果汁，又或是只喝了半杯——相当于平时用量的三倍或一半，就要标记清楚和平时相比，你的摄入量是增加还是减少。除了标明这一点，你还需要记下果汁含有的成分。

☑ 有机食品

避免使用杀虫剂有益于每个人的身体健康。对化学品严重敏感的人，非有机食品会直接加剧其抽动。请用一个简单的符号来标明哪些食物是有机食品，哪些食物不是。

☑ 累积性反应

食物敏感有时是累积性的。如果你对奶制品敏感（与过敏相区别），你也许能平安无事地连吃两天奶制品，但在第三天，你就发现抽动症受到了影响。在回顾日志时要注意这类情况。

☑ 饮食之外

虽然食物和饮料是人们最常关注的诱因，但还请你一定要扩大记录的范围，记录下日志中提到的其他影响因素。压力水平的变化、情绪问题、药物、焦虑、化学暴露、过敏原、其他环境因素，以及其他类型的活动都有可能产生影响。每天花几分钟回顾一下这些因素。如果屏幕使用时间可能对你造成影响，也应该将其记录下来。

☑ 需要记录更多细节?

根据个人症状的复杂程度，你应用日志的背面，或是另附一张表格来记录更多细节。随着时间推移，记录日志会越来越上手，而且你会发现更容易评估出潜在的诱发因素。

☑ 在线填写表格

如果你愿意，你也可以每天在线填写。填写完日志之后，请马上打印出来保存，又或是将日志存入线上文件夹中。记得每天以不同的文件名保存日志，否则你会在前一份日志上写下记录。与打印出来手写的版本一样，对在线表格也要进行整理，以便在未来查考。

表单1 抽动诱因记录日志

姓　名：_____　　　　日　期：_____

起床后症状：_____ _____	午后零食：_____ _____
早　　餐：_____ _____	晚餐 / 夜宵：_____ _____
早餐后症状：_____ _____	睡前症状：_____ _____
上午零食：_____ _____	其他：毒性物质或过敏性暴露、服用药物、屏幕使用时间、活动、疾病、其他环境因素等： _____
午　　餐：_____ _____	小　　结：_____ _____
下午症状：_____ _____	
总体抽动水平 1　2　3　4	总体行为表现 1　2　3　4

《儿童抽动诱因排查手册（家庭版）》补充资料

观察并找出抽动诱因的核对清单

这张方便的核对清单能够唤醒记忆，拓宽你看待诱因的视野。你可能会在通读这张清单时读到一些情况或因素，在此之前你从未想过它们可能也会影响抽动障碍。"可能"是这里的关键词。可能其中有很多条目根本不符合你的情况。请在你认为最相关的条目上打钩，标出那些你想在未来几天内重点关注的内容。请在瞄准目标之后密切地关注背后的因果联系。

☑ 思考线索

一些条目可以帮你厘清关键问题所在，并找出中间的关联性。例如，如果你在打扫落叶时抽动变得严重，这不仅表明你可能对某种特定的树或草有反应，还可能表明你对真菌敏感。如果你对照清单，发现你在潮湿的地方或地下室有反应，又或者你的症状会在下雨之后加剧，这也是在警示或提醒你有真菌敏感。你勾选的每一项条目都暗含相关的线索，请仔细思考。

☑ 场所（在家中）

如果抽动在特定的某一房间内变得更加严重，请关注该房间与其他区域的不同之处。罪魁祸首可能与一个或几个问题有关，它可能是一张发霉的地毯、新的复合地板、最近的翻修、照明的类型、宠物皮屑、有香味的除臭剂、电磁辐射、需要清洁的空气过滤器、供暖或制冷问题、真菌、灰尘或其他过敏原。虽然可能性看起来无穷无尽，但实际上并非如此。你只需要好好地想一想，是什么让这个房间如此"特别"。

最好不时地回顾这份"观察与找出抽动诱因的核对清单"，看看你的观察是否有变化。

📊 表单 2　观察与找出抽动诱因的核对清单

当你发现了影响抽动症的因素，请把这张清单放在近旁，以便能随时更新。辅以记录日志会带来更多帮助。

场所	活动
___ 一般在室内更严重	___ 除尘或吸尘时更严重
___ 一般在室外更严重	___ 用清洁剂时更严重
___ 位于海滩时缓解	___ 扫落叶或剪草坪时更严重
___ 位于乡村时缓解	___ 周围有狗、猫或其他动物时更严重
___ 开空调时更严重	___ 周围有烟 / 烟雾 / 空气污染时更严重
___ 位于家中某一特定房间时更严重	___ 进餐后或吃下某些食物后更严重
___ 躺在床上或刚睡醒时更严重	___ 穿某些衣服时更严重
___ 打开暖气更严重	___ 噪声大时更严重
___ 在潮湿的地方或地下室里更严重	___ 感到有压力、焦虑或兴奋时更严重
___ 在特定的场所更严重	___ 疲惫时或努力过后更严重
___ 在车（新车或旧车）内更严重	___ 玩电子游戏 / 看电视时更严重
___ 乘坐校车后更严重	___ 使用电脑 / 平板时更严重
___ 在加油站更严重	___ 使用护发产品 / 香皂时更严重
___ 在操场或高尔夫球场更严重	___ 有驱虫剂时更严重
___ 在有香水 / 蜡烛的商店更严重	___ 周围有味道时更严重
___ 处于某种照明下更严重	___ 使用手工艺品 、马克笔、油漆时更严重
___ 在使用杀虫剂 / 除草剂 / 清洁产品的通道里更严重	___ 其他
___ 房屋翻修，刚刷油漆时更严重	
___ 使用插电 / 不插电空气清新器时更严重	
___ 在有新鲜植物的室内更严重	

其他_____

时间 / 季节 / 天气	混合事项

时间 / 季节 / 天气

___ 天气冷或 ___ 热时更严重

___ 秋天时更严重

___ 春天时更严重

___ 夜晚或 ___ 早晨更严重

___ 在下雨时或之后更严重

___ 阳光明亮时更严重

其他_____

© 综合神经治疗协会

《儿童抽动诱因排查手册（家庭版）》补充资料

混合事项

___ 在牙科治疗后 ___ 更严重或 ___ 有所缓解

___ 月经来临前 ___ 更严重或 ___ 有所缓解

___ 服用过敏药物时 ___ 更严重或 ___ 有所缓解

___ 服用抗生素时 ___ 更严重或 ___ 有所缓解

___ 使用类固醇时 ___ 更严重或 ___ 有所缓解

___ 有细菌 / 病毒感染时 ___ 更严重或 ___ 有所缓解

注意事项：_____

_____

成分记录表

如果其他方法都无法让你简化饮食，这个方法可能奏效。如前所述，关键是要细分食物和饮料（如"沙拉"）中的成分，这样你才能缩小可能加重抽动的诱因范围。

一旦记下了某种食物的成分，将来你只需要查看这张表就能知道其中的成分。通常成分列表越长，含有最好避免食用的合成添加剂的概率就越大。

如果现在你还不常阅读食品标签，你可以先从包装上的说明去发现差异。例如有机海盐薯片只含有三种成分，即有机土豆、有机红花油和海盐，而典型的酸奶油和洋葱"风味"薯片可能含有 15 种以上成分，其中一些成分的名称读起来甚至非常拗口。

你也可以从生产商网页的"营养"一栏中打印成分表。

一种食品的信息一旦填完，之后查看就十分简单，不用再多费工夫。

表单3　成分记录表

记下摄入的具体食品的成分，保存好这份表格以便将来参考。

食品名：

_____
_____
_____
_____
_____
_____
_____

食品名：

_____
_____
_____
_____
_____
_____
_____

食品名：

_____
_____
_____
_____
_____
_____
_____

食品名：

_____
_____
_____
_____
_____
_____
_____

食品名：

_____
_____
_____
_____
_____
_____
_____

食品名：

_____
_____
_____
_____
_____
_____
_____

《儿童抽动诱因排查手册（家庭版）》

我的今日重点

  每一天都有崭新的开始，这会让你为了减少抽动不断努力。无论你是刚开始寻找抽动诱因，还是进展顺利不再需要使用更详细的记录日志，你都可以选择用这份表格，以鼓励自己保持正向地前进。

  首先，在优先顺序的横线处，写出你最想处理的三项重点项目，并依序排列出来。这不仅涉及食物，也可能包括应对环境过敏原，避免毒性物质。之后，针对每个重点项目规划出可执行的细则，并写在横线处。

  在早餐、午餐、零食和晚餐栏中简要记录用餐时摄入的任何特殊食物。

表单4　我的今日重点

日期	执行细则

优先顺序

避免食用的食物

购物清单

三餐

早餐：_____

午餐：_____

零食：_____

晚餐：_____

备注

诱因食物计划表

　　成功找出诱因的关键在于将计划写下来，而不是在脑海里思来想去，又或是潦草地把计划写在无数的便条上。这张表单可协助你拟订计划的方向，将想法落实并时刻提醒自己。

　　这份食物计划表将食物分为4类：本周要避开的食物、确定没问题的食物、尚未确定是否有问题的食物、允许吃的最爱食物。不需要一次性解决所有问题，你只需要在这张表上清楚写下未来一周想要关注的问题。根据你对诱因的观察，也根据未来几天的具体情况，你的计划可能会发生变化。比如旅游可能会让你改变计划。如果家庭生活比平时忙，或是有人生病，你也可能会对计划做出调整。

　　这张计划表一旦完成，它就能帮你在整个星期内做出决定。如果你在这个过程中有了新的发现，请做好调整未来计划的准备。

表单5　诱因食物计划表

以一周为时间单位进行监测，每隔几天写下新的纪录。

本周要避开的食物	确定没问题的食物

尚未确定是否有问题的食物	允许吃的最爱食物

"我以为我买的是有机食物，回到家却发现它们只是普通的甜甜圈，这让我很不爽。"

——佚名

一周食物日志

根据你自己的情况和寻找诱因所处的阶段，这张表能直观地提供每周概览，满足你的需求。

☑ 日志使用方式

这份多功能日志能为你提供多种帮助。

1. 你可以总结每天所摄入的食物；
2. 把准备添加到下周菜单中的食物记下来；
3. 只标记你认为可能会带来问题的食物或饮料。

如果你注意到抽动症状在某一天或某一时段恶化或缓解，请将其记录下来。你可以在这份日志中用 1~5 标明症状的变化程度，也可以单独记下症状的变化。

记得保存填写完的日志，以便日后做分析比较时使用。

📊 **表单6　一周食物日志**

第 _____ 周

	早餐	午餐	晚餐	零食 / 饮料
周一				
周二				
周三				
周四				
周五				
周六				
周日				

我认为这些项目加重了我的抽动症

第 136 页的 ACN 网站定制表格专门为大龄儿童和青少年设计，它可以让孩子们更加清晰地认识到抽动诱因，也可增加孩子的自我力量感，同时也是一个父母和孩子之间的沟通桥梁。它也能让父母尽早发现，有些没有意识到的事情可能正在影响着孩子。

☑ 预期

填写表格出于自愿，你不能预设填表人完全诚实，或者了解得相当透彻。实际上，你可能甚至无法要求他们认真地把表填完。填表人可能从未认真地思考过抽动诱因，因为医生或互助小组的组织者告诉他，除了压力和疲劳之外，别的因素不会影响抽动。考虑到这一点，不要给孩子压力，让他们按自己的意愿填写表格。有时一个人对消灭抽动有多大的动力会决定他采取的方法。尽管如此，填表依然十分有用。

☑ 尊重表格的理念

这份表格的理念是发挥自我报告的作用，填表人对每一项条目进行思考，试着观察它是否影响了抽动。其关键是来自填表人的回答，而不是由父母表述他们认为的影响症状的因素。

回顾这些条目可以让孩子了解到，许多孩子都有抽动诱因，他们自己可能也受到其中一些诱因的影响。和孩子开诚布公地谈一谈，偶尔给孩子一些提示，甚至在必要时大声地朗读条目，这些都是可以的，但要注意培养孩子自己的认识。

☑ 每个人都不同

向孩子解释每个人的抽动诱因都可能不同，这些条目仅仅只是可能性；同时也要告诉孩子，有些人可能找不到诱因，但寻找诱因依然值得尝试，因为一旦找到诱因并避开它，抽动就可能得到缓解甚至消失，这是一件很了不起的事。

☑ 益处

填表能让人们感到欣慰，发现他们原来可以在一定程度上控制抽动。但有时填表人不想被限制，不勾选明显影响抽动症状的条目，这种情况也很常见，也是人性所致。如果你注意到有这种情况发生，请予以理解，并在必要时加以讨论。

☑ 提升自我意识

在填完表格之后，请建议孩子在未来更加留意那些可能加重抽动症的事物。向孩子表明，无论有什么棘手的情况出现，你都会尽最大努力帮助他。还要向孩子说明，有时很难明确到底是什么在影响抽动，最好保持开放的心态。这份表格可以随时再次填写。希望这样的实践能让你更加了解孩子是如何看待自己抽动症的。

☑ 你的目标

不管孩子在这份表上填了什么，你作为家长都可以继续进行与处理诱因有关的降低抽动症状的事，例如改变饮食计划、调整居家环境，或减少屏幕使用时间等。

表单 7　我认为这些项目加重了我的抽动

☐ 感觉过热或过冷

☐ 看电视

☐ 坐轿车或坐公交

☐ 饥饿

☐ 做运动

☐ 紧张

☐ 觉得疲惫

☐ 用电脑工作

☐ 当我担心

☐ 当我生气

☐ 兴奋

☐ 闻到香水等

☐ 闻到杀虫剂

☐ 当我严重过敏

☐ 当我患上感冒

☐ 当我恶心反胃

☐ 当我吃了比萨

☐ 在游泳池游泳

☐ 和宠物玩耍

☐ 玩电子游戏

☐ 当我喝了_____

☐ 在学校

☐ 在 _____ 的家时

☐ 当我吃了甜食

☐ 使用 iPad 或其他平板

☐ 当我不在家吃饭

其他困扰我的事：_____

_____

姓名：_____　日期：_____

亲子协议：对食物的约定

亲子协议具有简单明了、易于执行的优点。如果孩子不再需要每日贴纸之类的奖励去频繁强化自我约束，表现出了相当程度的自律，亲子协议会是理想的选择。

☑ 灵活运用

亲子协议通常用在约定做家庭作业、完成家务或其他特定行为上。上一页中的协议专门针对饮食。你也可以在我们的诱因资源网页上找到一份通用的协议，按情况对其进行修改。

对抽动诱因来说，你可以选择重点养成以下行为习惯：

- 避免已知会加重抽动症的紧张状态
- 限制屏幕使用时间
- 仅摄入不在"避免食用"列表上的食品或饮料
- 你想让孩子做出的积极行为

☑ 一份清晰的协议

一份成功的协议需要协议双方都对它有清楚的了解。早期应关注单一的问题。如果你想减少孩子使用屏幕的时间，或者让孩子按时上床睡觉，那就明确指出这目标的期望值。例如，不要在同一份协议中加上想要孩子数学成绩更好，帮忙做家务时别抱怨等内容，只专注一个目标。随着时间的推移，你也许可以在协议中增加不止一个目标。

填完协议后双方签名，之后再朗读一下全文，确保没有误解的地方。为了确保孩子理解清楚，可以让孩子自己讲出条约里的细节，这会是一个很好的方式。

☑ 选择奖励的方式

只有在奖励是一个人想要的东西时，奖励才能成为动力。这一点看似理所应当，但选择奖励方式的重要性往往会被忽视。奖励并不一定是钱。请和孩子讨论用什么当奖励，确保亲子双方都同意，这样孩子才有动力去执行条约中的约定事项。

☑ 有负向后果?

研究表明，大多数儿童对正向的奖励有好的回应。但负向的惩罚有时也能起效。例如，"如果我不遵守这份协议，我就会……"部分中，这份协议允许出现负向惩罚。但是否需要使用这部分内容取决于你的家庭状况。你完全可以不填这个部分。

☑ 时间设定

通常这样的条约可以一次持续一周或更长的时间。请在协议中明确地填写时间跨度，确保清楚易懂。一般来讲，这类协议主要是为了产生积极影响而进行短期干预。如果你选择重复使用完全相同的协议，只需要调整协议顶部的时间设定，并且让父母和孩子在协议上签字。但如果协议内容发生了变化，就需要重新创建一份全新的亲子协议。

表单8　亲子协议：对食物的约定

我的食物协议

开始日期：＿＿＿＿＿＿＿　　　结束日期：＿＿＿＿＿＿＿

我明白我不应该吃的东西或喝的饮料：＿＿＿＿＿＿＿＿＿＿＿

在我遵守这项方案＿＿＿＿周之后，我会得到以下奖励：＿＿＿＿＿＿＿

＿＿＿＿＿＿＿＿＿＿＿＿＿＿＿＿＿＿＿＿＿＿＿＿＿＿＿＿＿＿

如果我不遵守这份协议，我的惩罚是：＿＿＿＿＿＿＿＿＿＿＿＿

＿＿＿＿＿＿＿＿＿＿＿＿＿＿＿＿＿＿＿＿＿＿＿＿＿＿＿＿＿＿

＿＿＿＿＿＿＿＿＿＿＿＿＿＿＿＿＿＿＿＿＿＿＿＿＿＿＿＿＿＿

双方签名：＿＿＿＿＿＿＿　　＿＿＿＿＿＿

日　　期：＿＿＿＿＿＿＿

《儿童抽动诱因排查手册》补充资料

每日坚持正确饮食贴纸表单

使用贴纸或盖印章的奖励方式是能让孩子行为变得更好的经典工具。

对年幼孩子的习惯塑造往往要不断正向强化，这份每日贴纸图可以满足这样的需求。有些孩子不需要这种图表，他们乐于遵循父母的要求，当他们按要求完成了就很满足，因为爸妈给的微笑、说声谢谢对他们来说就足够了。而有些孩子则在有视觉提醒和有特别的认同时才会表现更好，这可以通过贴纸表单来实现。

☑ 用贴纸当奖励

当你从 Latitudes 网站下载打印"坚持正确饮食"PDF 文件时，会发现一页上有两张贴纸图。一般每天使用半页，但有些孩子可能在上下午各需一张贴纸图，因为需要用频繁的强化来维持他们的积极性和注意力。

商店的文具用品区、美术工艺区、剪贴簿商店，甚至很多商店的礼品卡区，都可以买到各种有趣的、色彩斑斓的儿童贴纸。如果实在买不到，你也可以画下一个笑脸。

使用激励性图表重要的是说清楚有什么期望。一定要明确说明你对"正确饮食"的定义。请和孩子一同检查饮食计划，必要时可以在另一张纸上写下期望，或者用例子进行说明。

针对抽动诱因，你可以用贴纸奖励孩子吃喝了饮食计划内的食物，也可以奖励孩子放弃了被禁止的食物："你没有吃托尼亚给的橘子糖，谢谢宝贝，你可以获得一张贴纸。"使用贴纸图表对父母和孩子而言都应该是正面的体验。请真诚地付出努力，争取每天把贴纸图贴满。这样做的目的是让孩子合作。

每个孩子都不同。有些孩子会对贴满贴纸表单感到自豪，这样的情况就不需要额外的奖励。但对有些孩子而言，如果在贴满贴纸图后还能获得"奖券"或积分，他们就会有最佳表现。例如，当孩子获得了五张"奖券"或一定积分后，他们就可以晚些上床睡觉，在家选电影看，邀请朋友来家里玩，或者去图书馆，等等。也就是完成约定张数的表单后，答应给孩子一个简单的奖励方式。

☑ 图表的重点

使用这份贴纸表单要贯彻"正确的食物"这一主题。孩子是否忘记喂狗，是否在商店讨要玩具，是否和兄弟姐妹吵架，都不影响他获得图表上的贴纸。请始终关注孩子到底吃喝了什么和你们的饮食计划有关的食物。

例如，你想做一个为期两周的无乳制品试验。你可以在早餐时和孩子说："你用杏仁奶泡麦片，用梨代替了酸奶。做得很好，选两张贴纸贴在图上吧。"或者在吃零食的时候说："胡萝卜没加奶酪，加了鹰嘴豆泥，好棒！选一张贴纸吧。"如果一天结束贴纸图还没有贴满，努力找到借口把它贴满："晚饭和睡觉前都没喝牛奶，奖励你两张贴纸。"如果摄入了奶制品，不管有意或无意，也不设置惩罚。一般不再把贴纸撕下来。但如果孩子故意偏离饮食计划，你就要确保当天的贴纸图不被贴满，并和孩子一起讨论这件事。同时，孩子哪怕做出一点点积极的努力，也要给予表扬。

☑ 孩子对奖励的回应

许多因素都对达成饮食改变有影响，因此需要灵活有弹性的奖励方案。原则上，父母可能不希望靠"贿赂"得到孩子的服从，然而养育孩子本身就需要每天选择给不给孩子赞美或者其他鼓励的形式来强化其正向行为。

孩子需要挑战自己，超越常规的饮食习惯。贴纸图会引发孩子对饮食情况的额外关注，再加上一个简单合适的奖励方式，就能够让孩子不断努力。维持孩子的兴趣需要变换不同的设计。激励图表的使用只是阶段性的过程，并不需要长期使用。

☑ 其他技巧

阅读《行为图表来帮忙！》（*Behavior Charts to the Rescue!*），可以了解更多贴纸图和其他激励工具的运用技巧，还能了解如何找到价格实惠又效果良好的奖励。此书在 Latitudes 线上商店有售，Kindle 电子版在亚马逊网站上有售，书中有许多有用的信息和技巧。

坚持正确的饮食贴纸

姓名：＿＿＿＿＿＿＿　　日期：＿＿＿＿＿＿＿

"你做得到！"

当我坚持了正确的饮食，我就能得到一张贴纸。 （c）

儿童每周积分或贴纸图

如果孩子遵守了一餐或零食的饮食要求，你可以奖励孩子一张贴纸，让他贴在这类表格的一个空格里。你可以根据孩子一周积累的贴纸数量给他一个小奖励，也可以每天都给他奖励。

不要追求事事都尽善尽美。就算没有完美的表格，孩子也可以得到奖励。灵活一点，尽最大努力让双方都有愉快的体验。

表单10　儿童每周积分或贴纸图

我今天吃的食物

第 ＿＿＿ 周

	早餐	午餐	晚餐	零食 / 饮料
周一				
周二				
周三				
周四				
周五				
周六				
周日				

是什么让我抽动？

下页的表单最好让已经意识到自身有抽动的年幼孩子使用。如果孩子对自身抽动毫无察觉或毫不关心，那么最好先忽略这个话题，以后再向孩子介绍这个表单。因为在这种情况下，也没有必要引导孩子注意自己的抽动。

☑ 和孩子谈话

一旦孩子意识到了自己在抽动，这张表单就能让他受益。这个表单可以用来加强孩子更好地认识和理解可能加重抽动的日常事务。也可借助这张表单，谈谈其他家庭是如何发现什么东西造成抽动症的。此外，还要清楚地让孩子知道，如果有事物加重了他的抽动症，那么作为家庭成员的一分子，大家一起努力解决问题，并让事情往好的方向迈进。

陪着孩子看表单里的每一幅图，必要时向他解释图中的形象。和孩子讨论"其他原因"的部分，主动提出帮他填写。

☑ 向前进

在孩子第一次使用这张表单后，鼓励他们仔细观察是否还有其他新的发现。

多打印几张表单放在手边，不时地重新填写。一些家长喜欢在表单的背面写下额外的笔记。请把填完的表格妥善保存起来。

📊 表单11　是什么让我抽动？

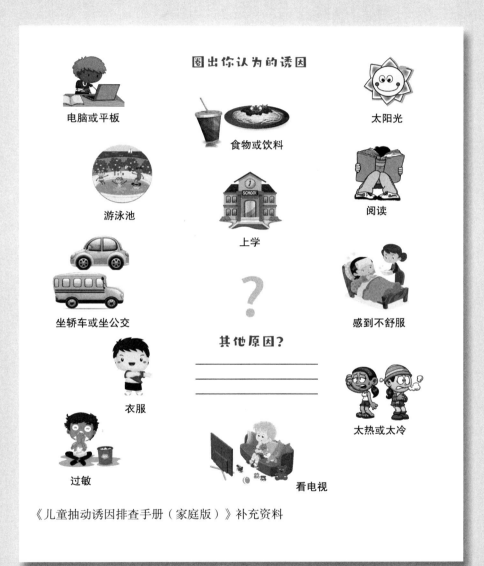

圈出你认为的诱因

电脑或平板　　食物或饮料　　太阳光

游泳池　　上学　　阅读

坐轿车或坐公交　　感到不舒服

衣服

其他原因？

＿＿＿＿＿＿＿＿
＿＿＿＿＿＿＿＿

过敏　　看电视　　太热或太冷

《儿童抽动诱因排查手册（家庭版）》补充资料

熊猫病时间轴图表

熊猫病的症状众多，疗法与诱因也多样，ACN 的一位成员在追踪记录孩子的熊猫病时遇到了许多困难，是她提出了这份在线图表的概念。（关于熊猫病 /PANS 请详见第 104–106 页）

☑ 使用微软 Excel

本节中的其他图表可以用 PDF 格式打印，这份表格需要使用微软 Excel 软件。可以对表格进行调整来符合你的需求。如表单 12 所示，Excel 表格的好处之一是可以方便地将记下的信息转化为图表。如果你想用这种方式跟踪记录症状和治疗的情况，但不清楚如何使用这种软件，你可以在视频网站上找找教程，或者请熟人推荐一个愿意教你的人。现在很多孩子也知道如何使用这类软件。

微软 Excel 软件需要购买，但网上也有免费的类似程序，搜索一下就能找到。

使用说明：

1. 在 Excel 表格最左列列出相关症状，并根据需求插入或删除行。

2. 插入时间，日期可以以天或周为单位。

3. 每天结束时对每种症状进行评分记录。

4. 突显出你想要绘制图表的日期，选择图表工具做图表分析。

5. 你可以在表格上插入文本框，记录下重要事件、服用药物和治疗情况。

6. 点击图表并打印，不打印支撑数据。

☑ 简化图表选项

你可以不列出所有症状一一打分，而是从 1 到 10 对每一天进行总体评分，10 分指情况最坏。

☑ 表格创建者补充说明

我发现 Excel 格式不仅在有抽动症时好用，当症状很多时它也特别有用。它可以帮你量化情况好的日子和情况坏的日子，还可以让你更快地找出规律——例如每隔七天就会出现高峰值。大概就是这样，我们才意识到女儿的情况在周末总会变好，抽动症状会在她放学回家后减轻。

表单12 熊猫病时间轴图表

熊猫病时间轴图表

严重程度：　　　　　　　1= 轻度　　　　　　10= 极度严重

症状

症状								
抽动症状	0	0	3	0	0	0	0	0
情绪不稳定度	7	8	8	5	3	1	0	3
脑雾	3	2	1	0	0	0	0	0
焦虑	5	3	9	8	7	5	5	4
多动症	3	1	2	0	0	0	0	1
节制型厌食	7	8	9	8	5	3	1	0
强迫症	6	8	7	5	5	3	2	1
日期	5月14日	5月15日	5月16日	5月17日	5月18日	5月19日	5月20日	5月21日
备注			抗生素		静脉注射免疫球蛋白（IVIg）			

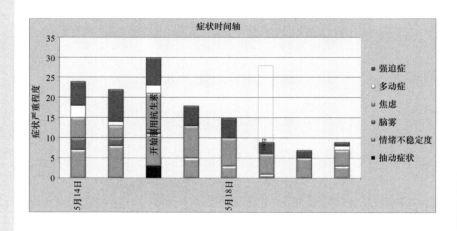

症状时间轴

第 **13** 节

如何支持这项工作？

在社交媒体上发言

抽动症群体需要你的帮助，一起向外界宣传抽动诱因以及其他针对症状的自然疗法。恳请你：

- 在社交媒体上与好友分享我们的图书信息。
- 在社交媒体上与好友分享来自 ACN 网站的妥瑞氏综合征文章。

成为综合神经治疗协会（ACN）的网站会员

ACN 网站提供免费的会员，也有划算的付费高级会员。成为高级会员能够为你带去帮助，同时也能支持综合神经治疗协会（ACN），请考虑成为高级会员。

捐赠

为了 ACN 在 Latitudes 网站和 StopTicsToday 筹款网站上开展的工作，我们非常需要资金支持。你能帮助我们吗？

联系新闻媒体

抽动诱因是一个有新闻价值的主题。如果你能联系上广播、电视、报纸或者其他新闻机构，请通过网站联系希拉·罗杰斯·德马雷。

告诉医生和互助小组

告诉别人这本书的消息，说出你自己对诱因的观察，你就能引发改变。请要求医生在你或你孩子的病历中记录下你发现的全部诱因。

帮助申请研究资金

如果你擅长写作项目资金申请书，并愿意撰写提案，请联系我们，并发送信息到 ACN 网站。

加入亚马逊微笑计划

如果你使用亚马逊购物，亚马逊的微笑计划会自动将你付款金额的一小部分划拨给你选定的非营利组织。美国综合神经治疗协会是这项计划认可的慈善组织。只需要在亚马逊网站上找到微笑计划，然后选择我们。你的点滴帮助对我们都很重要。

　　我们非常需要并衷心感激。

　　感谢你为推动这项事业所付出的全部努力。

第六章 附录

- 附录 A：食品添加剂

- 附录 B：水杨酸与酪胺

- 附录 C：偏头痛及头痛的诱因

- 参考文献

- 补充阅读

附录 A

食品添加剂

人工色素

抽动症群体中经常有人报告诱因是人工色素或合成色素，但又不说明具体是哪种色素。一种产品里经常使用不止一种色素，这让识别具体的色素诱因变得更加困难。最好的选择是直接避免所有色素。

以下是部分在美国批准使用的色素。这一列表不适用于所有国家。

FD&C[①] 蓝色 1 号

FD&C 蓝色 2 号

FD&C 绿色 3 号

FD&C 红色 40 号

FD&C 红色 3 号

FD&C 黄色 5 号

FD&C 黄色 6 号

橙色 B（用于热狗和香肠肠衣）

[①] FD&C 是 Food,Drug 和 Cosmetic（食品、药品与化妆品）的缩写，是美国食品药品监督管理局根据《联邦食品、药品和化妆品法案》（*Federal Food, Drug, and Cosmetic Act*）发出的批准编号。——译者注

另外还要注意不在列表中的棕色焦糖色素。这种色素可以由糖制成，但也可以由合成化学品制成。焦糖色素通常用在可乐、苏打水、黑面包、布丁、巧克力和中式调味酱中。如果不确定它的原料，最好避免食用。

谈到人造食品色素这个话题，美国公共利益科学中心（Center for Science in the Public Interest）前执行主席迈克尔·F.雅各布森（Michael F. Jacobson）曾说："可口可乐、通用磨坊、麦当劳、百事可乐等大型食品公司应该感到羞愧。他们向美国消费者出售的食品中含有黄色5号、黄色6号、红色40以及其他合成色素，但他们在欧洲出售的同样食品却只含天然色素或不含色素。如果美国食品药品监督管理局不向欧洲的同行们看齐，美国儿童将会继续暴露在这些威力巨大的化学品之下。"

学会阅读食品和饮料上的标签是一件很重要的事。无论你是否观察到色素对抽动症状的影响，都请避免摄入色素。请寻找不含合成色素的药品，虽然不是总能找到，但值得一试。请查询网站Feingold了解更多信息。

调味剂

许多加工食品都添加了调味剂，这些食品应该标出调味剂的具体成分，因此我们要仔细阅读。天然香料、草药、香草（注意不是香草精，又称香兰素、香草醛）等是真正的天然调味剂。不幸的是，作为一种添加成分，"天然调味剂"一词被广泛使用，而合成调味剂也许就藏在该词之中。每种"风味"可能都含有数百种通常由石油提取而来的化学品，而这些化学品的来源通常是石化原料。合成色素和BHA、BHT、TBHQ三种主要防腐剂也来源于石化原料。

调味剂是一个复杂的问题，互联网可以帮你认识它。法因戈尔德协会（Feingold Association）经过研究，发布了包含数千种品牌产品的列表，这些产品不含人工调味剂、合成色素，以及 BHA、BHT 和 TBHQ 防腐剂。相关信息请参考 ACN 网站。

味精：谷氨酸钠

味精是一种由谷氨酸钠加工而成的增味剂。人们通常把味精和中餐相联系，但味精在食品中的添加相当广泛，汤、沙拉酱、零食、调味盐、调味品等许多食品中都含有味精。味精是著名的头痛诱因，它还借各种不同的名称隐藏伪装起来。更多详情请见本书第 53–54 页。不是所有人都对味精高度敏感，但有些人有显著的不良反应，可参见 MSGmyth 网站。

其他食品添加剂

除了调味剂和色素以外，美国环境工作组（Environmental Working Group）还列举了一系列推荐避免食用的防腐剂和其他食品添加剂。研究表明：以下每一项都可能扰乱荷尔蒙，致癌和 / 或对神经系统产生危害。以下是阅读食品标签时部分需要注意的条目：

1. 亚硝酸盐及硝酸盐
2. 溴酸钾
3. 对羟基苯甲酸丙酯（proply paraben）
4. 丁基羟基茴香醚（BHA: butylated hydroxyanisole）
5. 二丁基羟基甲苯（BHT: butylated hydroxyanisole）
6. 没食子酸丙酯（propyl gallate）
7. 可可碱（theobromine）
8. 双乙酰（diacetyl）

9. 磷酸盐

10.含铝添加剂

甜味剂

摄入过多的糖和高果糖玉米糖浆有害身体健康。数百万人在知道这一点后会转而食用人工甜味剂，但有些人工甜味剂存在健康隐患。阿斯巴甜是普遍认为对健康最有害的甜味剂，其次是安赛蜜（在美国的商品名为Sunett 及 Sweet One，在欧洲的商品名为 E950），然后是糖精和三氯蔗糖（商品名为 Splenda，即善品糖）。甜菊（stevia）目前被认为是最安全的替代品之一，特别是有机甜菊叶。

附录 B

水杨酸与酪胺

水杨酸

一小部分人会对天然的化学物质水杨酸产生反应。阿司匹林和其他一些药物，有些食品、化妆品等制品中含有水杨酸，它可以引发轻度到重度的过敏反应。大量典型的天然健康食物中含有水杨酸，包括杏仁、苹果、杏、樱桃、蔓越莓、黄瓜、葡萄、橙子、油桃、水蜜桃、胡椒、李子、梅子、梅干、葡萄干、橘子、番茄等。如果你怀疑其中任意一种是你的麻烦所在，你也许会希望有一张清楚完整的清单，对照着避开含有水杨酸的食物，再观察症状是否有所改善。营养师或过敏专科医师能就这个问题为你提供建议。你也可以搜索法因戈尔德协会网站、健康饮食网（Foods Matter）、食物不耐受网（Food Intolerance Network）获得水杨酸的相关信息。

酪胺

酪胺在某些食物中由氨基酪氨酸分解自然产生。有些人对它高度敏感，它也是公认的偏头痛诱因之一。根据 ACN 所收集到的个案分享资料来看，部分对酪胺敏感的人在食用含酪胺食物后抽动症状会加重。酪胺含量高的食物有腐坏、腌制、发酵、熏制、熟成的肉类，包括家禽类或鱼类，以及大多数的猪肉和加工肉类等。其他的食物包括酒精饮料、陈年奶酪、鳄梨＊、香蕉＊、巧克力、椰子、毛豆、蚕豆及其他豆类、无花果、韩式泡菜、味噌汤、花生、山核桃、菠萝、李子、覆盆子、酸菜、嫩豌豆、酸奶油、酱油、丹贝（tempeh）[①]、日式照烧酱、核桃、酵母、酸奶等。完整列表请见 Migraine 网站。带＊号食物的酪胺含量在过熟时尤其高。

---

① 丹贝是一种起源于印度尼西亚的豆类发酵食品。——译者注

附录 C

偏头痛及头痛的诱因

正如本书一直强调的，每个人都是独立的生物体，因此患有同种疾病的患者不会全部都有相同的诱因、相同的反应程度以及相同数量的诱因。下文的列表列出了偏头痛及头痛的潜在诱因，信息来自梅奥诊所官网、美国国立卫生研究院（National Institutes of Health）官网及其下属 Medline Plus 网站。

这里的偏头痛诱因列表与第 7 节中的抽动诱因列表有很多相似之处。我们的抽动诱因列表更为详细。这些偏头痛及头痛诱因由主流医学机构收集，这无形中更强化了 ACN 网站所收集到的这些抽动诱因的可靠性。

扎伊姆（Zaeem）于 2016 年发表的论文称，根据研究人群与研究方法的不同，偏头痛患者对任意一种饮食诱因的反应都有着很大的差异性。该文章指出，有些食物会在进食后 1 小时内诱发偏头痛，而有些症状则往往在进食后 12 小时内出现。

关于儿童、食物和偏头痛的独特研究

S. 塔赫里医生（Dr. S. Taheri）于 2017 年 3 月发表的文章研究了在一组儿童中常见的食物诱因。塔赫里医生发现近 90% 的受试者在研究过程中头痛症状完全消失了，该研究标题为《在一组慢性原发性头痛患儿中剔除经常摄入的饮食诱因的效果》。

这项研究对 115 例 3–15 岁患有原发性头痛的儿童进行了儿科门诊随访。如果患者经常摄入通常认为会诱发头痛的食品或食品添加剂，他们会被要求从饮食中剔除这些食物，每次剔除两种，为期六周，并回诊追踪头痛与饮食日志。文章称，在剔除了 1~3 种识别出的诱因食物之后，87% 的受试者"头痛彻底消失"，13% 的受试者则对剔除食物没有反应。

儿童最常见的食物诱因，按频率排序为：

1）咖啡因

2）谷氨酸钠（味精）

3）可可

4）阿斯巴甜

5）奶酪

6）柑橘

7）亚硝酸盐

该研究得出结论：这是第一次有研究表明，头痛可能是由经常摄入某种食物所造成的累积效应，而不是一次性食用所诱发的。"[45]

偏头痛及头痛潜在诱因清单

- 陈年奶酪

- 酒精

- 焦虑

- 阿斯巴甜

- 烘焙食品

- 明亮闪烁的灯光／太阳眩光

- 含咖啡因的饮料

- 鸡肝

- 巧克力

- 奶制品，尤其是奶酪

- 脱水

- 情绪紧张

- 含酪胺食物（见附录B）

- 水果（鳄梨、香蕉、柑橘）

- 荷尔蒙的变化

- 噪声

- 含硝酸盐的肉类

- 服用药物：口服避孕药和血管扩
  张药

- 味精（谷氨酸钠）

- 洋葱

- 花生和其他坚果

- 加工、发酵、腌制或卤制食品

- 红酒

- 咸味食品

- 感官问题

- 不吃饭或禁食

- 油漆稀释剂的气味

- 香水的气味

- 烟熏鱼

- 压力

- 剧烈的体力消耗

- 唤醒睡眠模式的变化

- 天气／气压变化

（资料来源：梅奥诊所官网；美国国立卫生研究院官网与其下属Medline Plus
网站。）

笔记:

参考文献

［1］Okun, Michael S. Tourette Syndrome: 10 Secrets to a Happier Life. Books4Patients, March 1, 2017.

［2］Mathews, Carol A., and Jeremy S. Stern. The First World Congress on Tourette Syndrome and Tic Disorders: Controversies and Hot Topics in Etiology and Treatment. Frontiers in Neuroscience, 2016, 10.

［3］American Psychiatric Association. Diagnostic and Statistical Manual of Mental Disorders: DSM-5. 2013.

［4］Black, Kevin J., Elizabeth R. Black, Deanna J. Greene, and Bradley L. Schlaggar. Provisional Tic Disorder: What to Tell Parents When their Child First Starts Ticcing. F1000 Research 2016, 5: 696.

［5］Robertson, Mary M. A personal 35 year perspective on Gilles de la Tourette syndrome: prevalence, phenomenology, comorbidities, and coexistent psychopathologies. The Lancet Psychiatry 2, 2015, 1: 68-87.

［6］Kurlan, R., M. P. McDermott, C. Deeley, P. G. Como, C. Brower, S. Eapen, E. M. Andresen, and B. Miller. Prevalence of Tics in Schoolchildren and Association with Placement in Special Education. Neurology 57, 2001, 8: 1383-1388.

［7］Pappert, E. J., C. G. Goetz, E. D. Louis, L. Blasucci, and S. Leurgans. Objective Assessments of Longitudinal Outcome in Gilles de la Tourette's Syndrome. Neurology 61, 2003, 7: 936-940.

［8］Hirschtritt, Matthew E., Paul C. Lee, David L. Pauls, Yves Dion, Marco A. Grados,

Cornelia Illmann, Robert A. King, et al. Lifetime Prevalence, Age of Risk, and Genetic Relationships of Comorbid Psychiatric Disorders in Tourette Syndrome. JAMA Psychiatry 2015, 72(4): 325.

［9］ Roessner, Veit, Kerstin J. Plessen, Aribert Rothenberger, Andrea G. Ludolph, Renata Rizzo,Liselotte Skov, et al. European Clinical Guidelines for Tourette Syndrome and other Tic Disorders. Part II: Pharmacological Treatment. European Child & Adolescent Psychiatry 2011, 4(20): 173-196.

［10］ Zhang, Jian-Guo, Yan Ge, Matt Stead, Kai Zhang, Shuang-shuang Yan, Wei Hu, and Fan-Gang Meng. Long-term Outcome of Globus Pallidus Internus Deep Brain Stimulation in Patients With Tourette Syndrome. Mayo Clinic Proceedings 2014, 11(89): 1506-1514.

［11］ Scahill, Lawrence, Douglas W. Woods, Michael B. Himle, Alan L. Peterson, Sabine Wilhelm, John C. Piacentini, Kevin McNaught, John T. Walkup, and Jonathan W. Mink. Current Controversies on the Role of Behavior therapy in Tourette Syndrome. Movement Disorders 2013, 9(28): 1179-1183.

［12］ DeMare, Sheila Rogers Natural Treatments for Tics & Tourette's: A Patient and Family Guide. Berkeley, Calif: North Atlantic Books, 2008.

［13］ Chao, Ting-Kuang, Jing Hu, and Tamara Pringsheim. Prenatal Risk Factors for Tourette Syndrome: A Systematic Review. BMC Pregnancy and Childbirth 2014, 1(14).

［14］ Brauser, D. Potential New Risk Factors for Tourette's, Tics Identified. Medscape. Accessed 2017-7-20. http://www.medscape.com/viewarticle/819287.

［15］ Mataix-Cols, David, Kayoko Isomura, Ana Pérez-Vigil, Zheng Chang, Christian Rück, K. J. Larsson, James F. Leckman, et al. Familial Risks of Tourette Syndrome and Chronic Tic Disorders. JAMA Psychiatry 2015, 72(8): 787.

［16］ Mathews, C. A., J. M. Scharf, L. L. Miller, C. Macdonald-Wallis, D. A. Lawlor, and Y. Ben-Shlomo. Association between Pre- and Perinatal Exposures and Tourette Syndrome or Chronic Tic Disorder in the ALSPAC Cohort. The British Journal of Psychiatry 2013, 1(204): 40-45.

［17］ Ghosh, Debabrata, Prashant V. Rajan, Deepanjana Das, Priya Datta, A. D. Rothner, and Gerald Erenberg. Headache in Children with Tourette Syndrome. The Journal of Pediatrics 2012, 2(161): 303-307.

［18］ Silva-Néto, RP, MFP Peres, and MM Valença. Odorant Substances that Trigger Headaches in Migraine Patients. Cephalalgia 2014, 1(34): 14-21.

［19］ Fornazieri, Marco A., Anibal R. Neto, Fabio De Rezende Pinna, Fabio H. Gobbi Porto, Paulo De Lima Navarro, Richard L. Voegels, and Richard L. Doty. Olfactory Symptoms Reported by Migraineurs With and Without Auras. Headache: The Journal of Head and Face Pain 2016, 10(56): 1608-1616.

［20］ Perlmutter, David, and Carol Colman. The Better Brain Book: The Best Tools for Improving Memory, Sharpness, and Preventing Aging of the Brain. New York: Riverhead Books, 2005.

［21］ Gehle, Kimberly S., Jewel L. Crawford, and Michael T. Hatcher. Integrating Environmental Health Into Medical Education. American Journal of Preventive Medicine 2011, 4(41): S296-S301.

［22］ Schenk, M., S. M. Popp, A. V. Neale, and R. Y. Demers. Environmental Medicine Content in Medical School Curricula. Academic Medicine 1996, 5(71): 499-501.

［23］ Galland, Leo, and Jonathan Galland. The Allergy Solution: Unlock the Surprising, Hidden Truth About Why You Are Sick and How to Get Well. Hay House, Inc. 2016.

［24］ Yuce, M., S. N. Guner, K. Karabekiroglu, et al. Association of Tourette Syndrome and Obsessive-Compulsive Disorder with Allergic Diseases in Children and Adolescents: A Preliminary Study. European Review for Medical and Pharmacological Sciences 2014, 18(3): 303-310.

［25］ Cacabelos, Ramón, Clara Torrellas, Lucía Fernández-Novoa, and Gjumrakch Aliev. Neuroimmune Crosstalk in CNS Disorders: The Histamine Connection. Current Pharmaceutical Design 2016, 7(22): 819-848.

［26］ Ho, C. S., Ein-Yiao Shen, Shyh-Dar Shyur, and Noah Chiu. Association of Allergy with Tourette's Syndrome. Journal of the Formosan Medical Association 1999, 7(98): 492-495.

［27］Chang, Yu-Tzu, Yu-Fen Li, Chih-Hsin Muo, Shih-Chieh Chen, Zheng-Nan Chin, et al. Correlation of Tourette Syndrome and Allergic Disease: Nationwide Population-Based Base-Control Study. Journal of Developmental & Behavioral Pediatrics, 2011, 2(32): 98-102.

［28］Gerrard, John W., J. S. Richardson, Jeffrey Donat. Neuropharmacological Evaluation of Movement Disorders that are Adverse Reactions to Specific Foods. International Journal of Neuroscience, 1994, 1-2(76): 61-69.

［29］Martin, Vincent T., Brinder Vij. Diet and Headache: Part 1. Headache: The Journal of Head and Face Pain 2016, 9(56): 1543-1552.

［30］Verstraten, T., Davis RL, DeStefano F, Lieu TA, Rhodes PH, Black SB, Shinefield H, Chen RT. Vaccine Safety Datalink Team. Safety of thimerosal-containing vaccines: a two-phased study of computerized health maintenance organization databases. Pediatrics, 2003, 5(112):1039-1048.

［31］Andrews, N. Thimerosal Exposure in Infants and Developmental Disorders: A Retrospective Cohort Study in the United Kingdom Does Not Support a Causal Association. Pediatrics, 2004, 3(114): 584-591. ＊本书作者注：和文章标题不同，文章本身称"除了可能的抽动之外"，没有发现其他关联。

［32］Young, Heather A., David A. Geier, and Mark R. Geier. Thimerosal exposure in infants and neurodevelopmental disorders: An assessment of computerized medical records in the Vaccine Safety Datalink. Journal of the Neurological Sciences, 2008, 1-2(271): 110-118.

［33］Geier, David A., Mark R. Geier. Neurodevelopmental Disorders Following Thimerosal-Containing Childhood Immunizations: A Follow–Up Analysis. International Journal of Toxicology, 2004, 6(23).

［34］Leslie, Douglas L., Robert A. Kobre, Brian J. Richmand, Selin Aktan Guloksuz, James F. Leckman. Temporal Association of Certain Neuropsychiatric Disorders Following Vaccination of Children and Adolescents: A Pilot Case–Control Study. Frontiers in Psychiatry, 2017(8).

［35］Steinemann, Anne. Health and societal effects from exposure to fragranced consumer products. Preventive Medicine Reports, 2017(5): 45-47.

[36] Russo, Antonio, Antonio Bruno, Francesca Trojsi, Alessandro Tessitore, Gioacchino Tedeschi. Lifestyle Factors and Migraine in Childhood. Current Pain and Headache Reports, 2016, 2(20).

[37] Silva-Néto, RP, MFP Peres, MM Valença. Odorant Substances that Trigger Headaches in Migraine Patients. Cephalalgia, 2014, 1(34): 14-21.

[38] Ashford, Nicholas Askounes, Claudia Miller. Chemical Exposures: Low Levels and High Stakes. New York: Van Nostrand Reinhold, 1997.

[39] Miller, Claudia S. The Compelling Anomaly of Chemical Intolerance. Annals of the New York Academy of Sciences, 2006, 1(933): 1-23.

[40] Radetsky, Peter. Allergic to the Twentieth Century: The Explosion in Environmental Allergies–from Sick Buildings to Multiple Chemical Sensitivity. Boston: Little, Brown, 1997.

[41] Dunckley, Victoria L. Reset Your Child's Brain: A Four-Week Plan to End Meltdowns, Raise Grades, and Boost Social Skills by Reversing the Effects of Electronic ScreenTime. New World Library, Novato, CA, 2015.

[42] Wigle, D. T. Child Health and the Environment. New York: Oxford University Press, 2003.

[43] Chang, Kiki, Jennifer Frankovich, Michael Cooperstock, Madeleine W. Cunningham, M. E. Latimer, Tanya K. Murphy, Mark Pasternack, et al. Clinical Evaluation of Youth with Pediatric Acute-Onset Neuropsychiatric Syndrome (PANS): Recommendations from the 2013 PANS Consensus Conference. Journal of Child and Adolescent Psychopharmacology, 2015, 1(25): 3-13.

[44] Zaeem, Zoya, Lily Zhou, Esma Dilli. Headaches: a Review of the Role of Dietary Factors. Current Neurology and Neuroscience Reports, 2016, 11(16) .

[45] Taheri, Sepideh. Effect of Exclusion of Frequently Consumed Dietary Triggers in a Cohort of Children with Chronic Primary Headache. Nutrition and Health, 2017, (1)23: 47-50.

补充阅读

抽动症及妥瑞氏综合征

1. Altindag, Abdurrahman, Medaim Yanik, and Mehmet Asoglu. The emergence of tics during escitalopram and sertraline treatment. International Clinical Psychopharmacology 20, no. 3 (2005), 177-178.

2. Alves, Helvio L., and Elizabeth M. Quagliato. The Prevalence of Tic Disorders in Children and Adolescents in Brazil. Arquivos de Neuro-Psiquiatria 72, no. 12 (2014), 942-948.

3. Capuano, Alessandro, and Giovanni Valeri. Tics and Tourette Syndrome in Autism Spectrum Disorder. Psychiatric Symptoms and Comorbidities in Autism Spectrum Disorder, 2016, 93-109.

4. Castellan Baldan, Lissandra, Kyle A. Williams, Jean-Dominique Gallezot, Vladimir Pogorelov, Maximiliano Rapanelli, Michael Crowley, George M. Anderson, et al. Histidine Decarboxylase Deficiency Causes Tourette Syndrome: Parallel Findings in Humans and Mice. Neuron 81, no. 1 (2014), 77-90.

5. Caurín, Belén, Mercedes Serrano, Emilio Fernández-Alvarez, Jaume Campistol, and Belén Pérez-Dueñas. Environmental circumstances influencing tic expression in children. European Journal of Paediatric Neurology 18, no. 2 (2014), 157-162.

6. Diagnosing Tic Disorders. Tourette Syndrome | NCBDDD | CDC. Accessed April 19, 2017. https://www.cdc.gov/ncbddd/tourette/diagnosis.html.

7. Forde, Natalie J., Ahmad S. Kanaan, Joanna Widomska, Shanmukha S. Padmanabhuni,

Ester Nespoli, John Alexander, Juan I. Rodriguez Arranz, et al. TS-EUROTRAIN: A European-Wide Investigation and Training Network on the Etiology and Pathophysiology of Gilles de la Tourette Syndrome. Frontiers in Neuroscience 10 (2016).

8. Fredericksen, K.A., L.E. Cutting, W.R. Kates, S.H. Mostofsky, H.S. Singer, K.L. Cooper, D.C. Lanham, M.B. Denckla, and W.E. Kaufmann. Disproportionate Increases of White Matter in Right Frontal Lobe in Tourette Syndrome. Neurology 58, no. 1 (2002), 85-89.

9. Freeman, Roger D., Diane K. Fast, Larry Burd, Jacob Kerbeshian, Mary M. Robertson, and Paul Sandor. An International Perspective on Tourette Syndrome: Selected Findings from 3500 Individuals in 22 countries. Developmental Medicine & Child Neurology 42, no. 7 (2000), 436-447.

10. Frick, Luciana, and Christopher Pittenger. Microglial Dysregulation in OCD,Tourette Syndrome, and PANDAS. Journal of Immunology Research (2016), 1-8.

11. Harding, G.F.A., and P.F. Harding. Photosensitive Epilepsy and Image Safety. Applied Ergonomics 41, no. 4 (2010), 504-508.

12. Hauser, Robert A., and Theresa A. Zesiewicz. Sertraline-induced exacerbation of Tics in Tourette's syndrome. Movement Disorders 10, no. 5 (1995), 682-684.

13. Hoekstra, Pieter J., Andrea Dietrich, Mark J. Edwards, Ishraga Elamin, and Davide Martino. Environmental Factors in Tourette Syndrome. Neuroscience & Biobehavioral Reviews 37, no. 6 (2013), 1040-1049.

14. Hyde, T. M. Tourette's syndrome. A model neuropsychiatric disorder. JAMA: The Journal of the American Medical Association 273, no. 6 (1995), 498-501.

15. Khalifa, Najah, and Anne-Liis Von Knorring. Prevalence of tic disorders and Tourette syndrome in a Swedish school population. Developmental Medicine & Child Neurology 45, no. 05 (2003).

16. Kawikova, Ivana, Bart P. Grady, Zuzana Tobiasova, Yan Zhang, Aristo Vojdani, Liliya Katsovich, Brian J. Richmand, Tae W. Park, Alfred L. Bothwell, and James F. Leckman. Children with Tourette's Syndrome May Suffer Immunoglobulin A Dysgammaglobulinemia: Preliminary Report. Biological Psychiatry 67, no. 7 (2010), 679-

683.

17. Mantel, Barbara J., Andrea Meyers, Quan Y. Tran, Sheila Rogers, and Judith S. Jacobson. Nutritional Supplements and Complementary/Alternative Medicine in Tourette Syndrome. Journal of Child and Adolescent Psychopharmacology 14, no. 4 (2004), 582-589.

18. Mathews, Carol A., and Marco A. Grados. Familiality of Tourette Syndrome, Obsessive-Compulsive Disorder, and Attention-Deficit/Hyperactivity Disorder: Heritability Analysis in a Large Sib-Pair Sample. Journal of the American Academy of Child & Adolescent Psychiatry 50, no. 1 (2011), 46-54.

19. Kompoliti, Katie, Wenqin Fan, and Sue Leurgans. Complementary and alternative medicine use in Gilles de la Tourette syndrome. Movement Disorders 24, no. 13 (2009), 2015-2019.

20. Leckman, James F. Tourette's syndrome. The Lancet 360, no. 9345 (2002), 1577-1586.

21. Leckman, J. F., H. Zhang, A. Vitale, F. Lahnin, K. Lynch, C. Bondi, Y.-S. Kim, and B. S. Peterson. Course of tic severity in Tourette syndrome: The first two decades. Pediatrics 102, no. 1 (1998), 14-19.

22. Li, Erzhen, Yiyan Ruan, Qian Chen, Xiaodai Cui, Lingyun Lv, Ping Zheng, and Liwen Wang. Streptococcal infection and immune response in children with Tourette's syndrome. Child's Nervous System 31, no. 7 (2015), 1157-1163.

23. Lit, Lisa, Amanda Enstrom, Frank R. Sharp, and Donald L. Gilbert. Age-related gene expression in Tourette syndrome. Journal of Psychiatric Research 43, no. 3 (2009), 319-330.

24. Jankovic, Joseph, and Roger Kurlan. Tourette syndrome: Evolving concepts. Movement Disorders 26, no. 6 (2011), 1149-1156.

25. Martino, Davide, Panagiotis Zis, and Maura Buttiglione. The role of immune mechanisms in Tourette syndrome. Brain Research 1617 (2015), 126-143.

26. McGuire, Joseph F., John Piacentini, Erin A. Brennan, Adam B. Lewin, Tanya K. Murphy, Brent J. Small, and Eric A. Storch. A Meta-Analysis of Behavior Therapy for Tourette Syndrome. Journal of Psychiatric Research 50 (2014), 106-112.

27. Mink, Jonathan W., John Walkup, Kirk A. Frey, Peter Como, Danielle Cath, Mahlon R. DeLong, Gerald Erenberg, et al. Patient Selection and Assessment Recommendations for Deep Brain Stimulation in Tourette Syndrome. Movement Disorders 21, no. 11 (2006), 1831-1838.

28. Motlagh, Maria G., Liliya Katsovich, Nancy Thompson, Haiqun Lin, Young-Shin Kim, Lawrence Scahill, et al. Severe Psychosocial Stress and Heavy Cigarette Smoking During Pregnancy: An Examination of the Pre- and Perinatal Risk Factors Associated with ADHD and Tourette Syndrome. European Child & Adolescent Psychiatry 19, no. 10 (2010), 755-764.

29. Müller-Vahl, Kirsten R., Nadine Buddensiek, Menedimos Geomelas, and Hinderk M. Emrich. The Influence of Different Food and Drink on Tics in Tourette Syndrome. Acta Paediatrica 97, no. 4 (2008), 442-446.

30. Muellner, Julia, Christine Delmaire, Romain Valabrégue, Michael Schüpbach, Jean-François Mangin, Marie Vidailhet, et al. Altered Structure of Cortical Sulci in Gilles de la Tourette Syndrome: Further Support for Abnormal Brain Development. Movement Disorders 30, no. 5 (2015), 655-661.

31. Murphy, Tanya K., Roger Kurlan, and James Leckman. The Immunobiology of Tourette's Disorder, Pediatric Autoimmune Neuropsychiatric Disorders Associated with Streptococcus , and Related Disorders: A Way Forward. Journal of Child and Adolescent Psychopharmacology 20, no. 4 (2010), 317-331.

32. Pagliaroli, Luca, Borbála Vető, Tamás Arányi, and Csaba Barta. From Genetics to Epigenetics: New Perspectives in Tourette Syndrome Research. Frontiers in Neuroscience 10 (2016).

33. Plessen, Kerstin J., Ravi Bansal, and Bradley S. Peterson. Imaging Evidence for Anatomical Disturbances and Neuroplastic Compensation in Persons with Tourette Syndrome. Journal of Psychosomatic Research 67, no. 6 (2009), 559-573.

34. Pourfar, M., A. Feigin, C. C. Tang, M. Carbon-Correll, M. Bussa, C. Budman, V. Dhawan, and D. Eidelberg. Abnormal Metabolic Brain Networks in Tourette Syndrome. Neurology

76, no. 11 (2011), 944-952.

35. Rapp, Doris J. Is This Your Child?: Discovering and Treating Unrecognized Allergies. New York: W. Morrow, 1991.

36. Robertson, Mary M. A Personal 35 Year Perspective on Gilles de la Tourette Syndrome: Prevalence, Phenomenology, Comorbidities, and Coexistent Psychopathologies. The Lancet Psychiatry 2, no. 1 (2015), 68-87.

37. Robertson, Mary M. The Gilles De La Tourette syndrome: the current status. Archives of disease in childhood - Education & Practice edition 97, no. 5 (2012), 166-175.

38. Robertson, Mary M. The prevalence and epidemiology of Gilles de la Tourette syndrome. Journal of Psychosomatic Research 65, no. 5 (2008), 461-472.

39. Scharf, Jeremiah M., Laura L. Miller, Caitlin A. Gauvin, Janelle Alabiso, Carol A. Mathews, and Yoav Ben-Shlomo. Population Prevalence of Tourette Syndrome: A Systematic Review and Meta-Analysis. Movement Disorders 30, no. 2 (2014), 221-228.

40. Snider, L. A., L. D. Seligman, B. R. Ketchen, S. J. Levitt, L. R. Bates, M. A. Garvey, and S. E. Swedo. Tics and Problem Behaviors in Schoolchildren: Prevalence, Characterization, and Associations. Pediatrics 110, no. 2 (2002), 331-336.

41. Silva, Raul R., Dinohra M. Munoz, Julia Barickman, and Arnold J. Friedhoff. Environmental Factors and Related Fluctuation of Symptoms in Children and Adolescents with Tourette's Disorder. Journal of Child Psychology and Psychiatry 36, no. 2 (1995), 305-312.

42. Spinello, Chiara, Giovanni Laviola, and Simone Macrì. Pediatric Autoimmune Disorders Associated with Streptococcal Infections and Tourette's Syndrome in Preclinical Studies. Frontiers in Neuroscience 10 (2016).

43. Swain, James E., Lawrence Scahill, Paul J Lombroso, Robert A King, and James F. Leckman. Tourette Syndrome and Tic Disorders: A Decade of Progress. Journal of the American Academy of Child & Adolescent Psychiatry 46, no. 8 (2007), 947-968.

44. Tsai, Ching-Shu, Yao-Hsu Yang, Kuo-You Huang, Yena Lee, Roger S. McIntyre, and Vincent C. Chen. Association of Tic Disorders and Enterovirus Infection. Medicine 95,

no. 15 (2016), e3347.

45. Yang, Jaeun, Lauren Hirsch, Davide Martino, Nathalie Jette, Jodie Roberts, and Tamara Pringsheim. The Prevalence of Diagnosed Tourette Syndrome in Canada: A national Population-Based Study. Movement Disorders 31, no. 11 (2016), 1658-1663.

46. Yeh, Chin-Bin, Ching-Hsing Wu, Hui-Chu Tsung, Chia-Wei Chen, Jia-Fwu Shyu, and James F. Leckman. Antineural Antibody in Patients with Tourette's Syndrome and their Family Members. Journal of Biomedical Science 13, no. 1 (2005), 101-112.41.

47. Zilhão, N. R., M. C. Olthof, D. J. Smit, D. C. Cath, L. Ligthart, C. A. Mathews, K. Delucchi, D. I. Boomsma, and C. V. Dolan. Heritability of tic disorders: a twin-family study. Psychological Medicine 47, no. 06 (2016), 1085-1096.

48. Zilhão, Nuno R., Shanmukha S. Padmanabhuni, Luca Pagliaroli, Csaba Barta, Dirk J. Smit, Danielle Cath, Michel G. Nivard, et al. Epigenome-Wide Association Study of Tic Disorders. Twin Research and Human Genetics 18, no. 06 (2015), 699-709.

49. Zou, Li-Ping, Ying Wang, Li-Ping Zhang, Jian-Bo Zhao, Jin-Fang Lu, Qun Liu, and Hang-Yan Wang. Tourette syndrome and excitatory substances: is there a connection? Child's Nervous System 27, no. 5 (2010), 793-802.

环境与过敏的一般问题

1. Brostoff, Jonathan, and Linda Gamlin. Food Allergies and Food Intolerance: The Complete Guide to Their Identification and Treatment. Rochester, Vt: Healing Arts Press, 2000.

2. Chad, Zave. Allergies in Children. Paediatrics & Child Health 6, no. 8 (2001), 555-566.

3. Farmer, S. A., T. D. Nelin, M. J. Falvo, and L. E. Wold. Ambient and household air pollution: complex triggers of disease. AJP: Heart and Circulatory Physiology 307, no. 4 (2014), H467-H476.

4. Goldberg, Aaron D., C. D. Allis, and Emily Bernstein. Epigenetics: A landscape takes shape. Cell 128, no. 4 (2007), 635-638.

5. Miller, Claudia, Nicholas Ashford, Richard Doty, Mary Lamielle, David Otto, Alice Rahill,

and Lance Wallace. Empirical Approaches for the Investigation of Toxicant-Induced Loss of Tolerance. Environmental Health Perspectives 105 (1997), 515.

6. Roberts, John W., Lance A. Wallace, David E. Camann, Philip Dickey, Steven G. Gilbert, Robert G. Lewis, and Tim K. Takaro. Monitoring and Reducing Exposure of Infants to Pollutants in House Dust. Reviews of Environmental Contamination and Toxicology Vol 201, 2009, 1-39.

7. Philpott, William H., and Dwight K. Kalita. Brain Allergies: The Psycho-Nutrient Connection. New Canaan, Conn: Keats Pub, 1980.

8. Rapp, Doris J. Our Toxic World, a Wake Up Call: How to Keep Yourself and Your Loved Ones Out of Harm's Way: Chemicals Damage Your Body, Brain, Behavior and Sex. Buffalo, N.Y.: Environmental Medical Research Foundation, 2004.

9. Sicherer, Scott H. IgE- and Non-IgE-Mediated Food Allergy. Eosinophilic Esophagitis, 2011, 219-238.

10. Vojdani, Aristo. Molecular mimicry as a mechanism for food immune reactivities and autoimmunity. Alternative Therapies in Health and Medicine, Supplement 1, 21 (2015), 34-45.

11. Yuede, Carla, John Olney, and Catherine Creeley. Developmental Neurotoxicity of Alcohol and Anesthetic Drugs Is Augmented by Co-Exposure to Caffeine. Brain Sciences 3, no. 3 (2013), 1128-1152.

多动症等疾病的诱因

1. Alicea-Alvarez, Norma, Foppiano Palacios, Melanie Ortiz, Diana Huang, and Kathleen Reeves. Path to health asthma study: A survey of pediatric asthma in an urban community. Journal of Asthma, 54, no.3 (2016), 273-278.

2. Ananthakrishnan, Ashwin N. Environmental Risk Factors for Inflammatory Bowel Diseases: A Review. Digestive Diseases and Sciences 60, no. 2 (2015), 290-298.

3. Atan Sahin, Ozlem, Nuray Kececioglu, Muhittin Serdar, and Aysel Ozpinar. The association

of residential mold exposure and adenotonsillar hypertrophy in children living in damp environments. International Journal of Pediatric Otorhinolaryngology 88 (2016), 233-238.

4. Arnold, L. E., Nicholas Lofthouse, and Elizabeth Hurt. Artificial Food Colors and Attention-Deficit/Hyperactivity Symptoms: Conclusions to Dye for. Neurotherapeutics 9, no. 3 (2012), 599-609.

5. Barichella, Michela, Emanuele Cereda, Erica Cassani, Giovanna Pinelli, Laura Iorio, Valentina Ferri, Giulia Privitera, et al. Dietary habits and neurological features of Parkinson's disease patients: Implications for practice. Clinical Nutrition, 36, no.4 (2017), 1054-1061.

6. Bektas, Hesna, Hayriye Karabulut, Beyza Doganay, and Baran Acar. Allergens might trigger migraine attacks. Acta Neurologica Belgica 117, no. 1 (2016), 91-95.

7. Bolton, D. J., and L. J. Robertson. Mental Health Disorders Associated with Foodborne Pathogens. Journal of Food Protection 79, no. 11 (2016), 2005-2017.

8. Chansky, Tamar E. Freeing Yourself from Anxiety: Four Simple Steps to Overcome Worry and Create the Life You Want. Cambridge, MA: Da Capo Life Long, 2012.

9. Demarquay, Geneviève, and François Mauguière. Central Nervous System Underpinnings of Sensory Hypersensitivity in Migraine: Insights from Neuroimaging and Electrophysiological Studies. Headache: The Journal of Head and Face Pain 56, no. 9 (2015), 1418-1438.

10. Faber, Scott, Gregory M. Zinn, Andrew Boggess, Timothy Fahrenholz, John C. Kern, and HM S. Kingston. A cleanroom sleeping environment's impact on markers of oxidative stress, immune dysregulation, and behavior in children with autism spectrum disorders. BMC Complementary and Alternative Medicine 15, no. 1 (2015).

11. Fogel, O., C. Richard-Miceli, and J. Tost. Epigenetic Changes in Chronic Inflammatory Diseases. Advances in Protein Chemistry and Structural Biology, (2017), 139-189.

12. Ghalichi, Faezeh, Jamal Ghaemmaghami, Ayyoub Malek, and Alireza Ostadrahimi. Effect of gluten free diet on gastrointestinal and behavioral indices for children with autism spectrum disorders: a randomized clinical trial. World Journal of Pediatrics 12, no. 4

(2016), 436-442.

13. Greenblatt, James. Integrative Therapies for the Treatment of ADHD, Great Plains video. 1:01, April 5, 2013 https://vimeo.com/63408550.

14. Greenblatt, James, and Bill Gottlieb. Finally Focused: The Breakthrough Natural Treatment Plan for Adhd That Restores Attention, Minimizes Hyperactivity, and Helps Eliminate Drug Side Effects, 2017.

15. Gulati, Gaurav, and Hermine I. Brunner. Environmental triggers in systemic lupus erythematosus. Seminars in Arthritis and Rheumatism, 2017.

16. Heilskov Rytter, Maren Joanne, Louise Beltroft Borup Andersen, Tine Houmann, Niels Bilenberg, Allan Hvolby, Christian Mølgaard, et al. Diet in the treatment of ADHD in children—A systematic review of the literature. Nordic Journal of Psychiatry 69, no. 1 (2014), 1-18.

17. Hersey, Jane. Why Can't My Child Behave? Why Can't She Cope? Why Can't He Learn? Pear Tree Press, 2014.

18. Jiao, Juan, Ann Vincent, Stephen S. Cha, Connie A. Luedtke, Chul H. Kim, and Terry H. Oh. Physical Trauma and Infection as Precipitating Factors in Patients with Fibromyalgia. American Journal of Physical Medicine & Rehabilitation 94, no. 12 (2015)

19. Kalkbrenner, Amy E., Rebecca J. Schmidt, and Annie C. Penlesky. Environmental Chemical Exposures and Autism Spectrum Disorders: A Review of the Epidemiological Evidence. Current Problems in Pediatric and Adolescent Health Care 44, no. 10 (2014), 277-318.

20. Kim, Stephani, Monica Arora, Cristina Fernandez, Julio Landero, Joseph Caruso, and Aimin Chen. Lead, Mercury, and Cadmium Exposure and Attention Deficit Hyperactivity Disorder in Children. Environmental Research 126 (2013), 105-110.

21. Louis, Elan D. Environmental Epidemiology of Essential Tremor. Neuro epidemiology 31, no. 3 (2008), 139-149.

22. Louis, Elan D., Garrett A. Keating, Kenneth T. Bogen, Eileen Rios, Kathryn M. Pellegrino, and Pam Factor-Litvak. Dietary Epidemiology of Essential Tremor: Meat Consumption

and Meat Cooking Practices. Neuroepidemiology 30, no. 3 (2008), 161-166.

23. Louis, Elan D., Eva C. Jurewicz, and Michael K. Parides. Case-Control Study of Nutritional Antioxidant Intake in Essential Tremor. Neuroepidemiology 24, no. 4 (2005), 203-208.

24. Mao, Weian. Atopic Eczema: A Disease Modulated by Gene and Environment. Frontiers in Bioscience 19, no. 4 (2014), 707.

25. McCann, Donna, Angelina Barrett, Alison Cooper, Debbie Crumpler, Lindy Dalen, Kate Grimshaw, Elizabeth Kitchin, et al. Food additives and hyperactive behaviour in 3-year-old and 8/9-year-old children in the community: a randomised, double-blinded, placebo-controlled trial. The Lancet 370, no. 9598 (2007), 1560-1567.

26. Millichap, J. G. Video Game-Induced Seizures. Pediatric Neurology Briefs 8, no. 9 (1994), 68.

27. Moien-Afshari, Farzad, and José F. Téllez-Zenteno. Occipital Seizures Induced by Hyperglycemia: A Case Report and Review of Literature. Seizure 18, no. 5 (2009), 382-385.

28. Myatt, Theodore, Taeko Minegishi, and David MacIntosh. Asthma Triggers in Indoor Air. Environmental Health, 2013, 107-130.

29. Nielsen, Philip R., Tue W. Kragstrup, Bent W. Deleuran, and Michael E. Benros. Infections as Risk Factor for Autoimmune Diseases–A Nationwide Study. Journal of Autoimmunity 74 (2016), 176-181.

30. Pelsser, Lidy M., Jan K. Buitelaar, and Huub F. Savelkoul. ADHD as a (Non) Allergic Hypersensitivity Disorder: A Hypothesis. Pediatric Allergy and Immunology 20, no. 2 (2009), 107-112.

31. Peña, Amado S., and Luis Rodrigo. Celiac Disease and Non–Celiac Gluten Sensitivity. Celiac Disease and Non-Celiac Gluten Sensitivity, 2014, 25-44.

32. Rist, Pamela M., Julie Buring, and Tobias Kurth. Dietary patterns according to headache and migraine status. Cephalalgia 35, no. 9 (2015), 767-775.

33. Singh, Vijendra K., Sheren X. Lin, Elizabeth Newell, and Courtney Nelson. Abnormal Measles-Mumps-Rubella Antibodies and CNS Autoimmunity in Children with Autism.

Journal of Biomedical Science 9, no. 4 (2002), 359-364.

34. Steinemann, Anne. Ten questions concerning air fresheners and indoor built environments. Building and Environment 111 (2017), 279-284.

35. Stevens, L. J., T. Kuczek, J. R. Burgess, E. Hurt, and L. E. Arnold. Dietary Sensitivities and ADHD Symptoms: Thirty-five Years of Research. Clinical Pediatrics 50, no. 4 (2010), 279-293.

36. Timmermans, E.J., S. Van der Pas, L.A. Schaap, and D.J.H. Deeg. Self-Perceived Weather Sensitivity and Joint Pain in Older People with Osteoarthritis in Six European Countries: Results from the European Project on OsteoArthritis (EPOSA). European Geriatric Medicine 4 (2013), S24.

37. Van der Mark, Marianne, Roel Vermeulen, Peter C. Nijssen, Wim M. Mulleners, Antonetta M. Sas, Teus Van Laar, et al. Occupational Exposure to Pesticides and Endotoxin and Parkinson Disease in the Netherlands. Occupational and Environmental Medicine 71, no. 11 (2014), 757-764.

38. Van der Schans, Jurjen, Janine C. Pleiter, Tjalling W. De Vries, Catharina C. SchuilingVeninga, Jens H. Bos, Pieter J. Hoekstra, and Eelko Hak. Association between Medication Prescription for Atopic Diseases and Attention-Deficit/Hyperactivity Disorder. Annals of Allergy, Asthma & Immunology 117, no. 2 (2016), 186-191.

39. Verlaet, Annelies A., Daniela B. Noriega, Nina Hermans, and Huub F. Savelkoul. Nutrition, Immunological Mechanisms and Dietary Immunomodulation in ADHD. European Child & Adolescent Psychiatry 23, no. 7 (2014), 519-529.

40. Verrotti, A., A. M. Tocco, C. Salladini, G. Latini, and F. Chiarelli. Human Photosensitivity: From Pathophysiology to Treatment. European Journal of Neurology 12, no. 11 (2005), 828-841.

41. Weigal, George, and Kenneth F. Casey. Striking Back!: The Trigeminal Neuralgia and Face Pain Handbook. Gainesville, FL: TNA Facial Pain Association, 2004.